新型冠状病毒肺炎
重症护理
手册

胡少华 刘卫华◎主编

Intensive Care Manual of
Corona Virus Disease 2019

U0241144

北京师范大学出版集团
BEIJING NORMAL UNIVERSITY PUBLISHING GROUP
安徽大学出版社

图书在版编目(CIP)数据

新型冠状病毒肺炎重症护理手册/胡少华，刘卫华主编. —合肥:安徽大学出版社，2020.3(2021.9重印)

ISBN 978-7-5664-2020-6

Ⅰ. ①新… Ⅱ. ①胡… ②刘… Ⅲ. ①日冕形病毒－病毒病－肺炎－护理－手册 Ⅳ. ①R473.56－62

中国版本图书馆 CIP 数据核字(2020)第 054253 号

新型冠状病毒肺炎重症护理手册 胡少华 刘卫华 主编
Xinxing Guanzhuang Bingdu Feiyan Zhongzheng Huli Shouce

出版发行:	北京师范大学出版集团
	安 徽 大 学 出 版 社
	(安徽省合肥市肥西路 3 号 邮编 230039)
	www.bnupg.com.cn
	www.ahupress.com.cn
印　　刷:	合肥图腾数字快印有限公司
经　　销:	全国新华书店
开　　本:	170 mm×230 mm
印　　张:	13.25
字　　数:	184 千字
版　　次:	2020 年 3 月第 1 版
印　　次:	2021 年 9 月第 2 次印刷
定　　价:	25.00 元

ISBN 978-7-5664-2020-6

策划编辑:刘中飞　武溪溪　陈玉婷		装帧设计:李伯骥　孟献辉	
责任编辑:陈玉婷　武溪溪		美术编辑:李　军	
责任印制:陈　如　孟献辉			

本书编委会

主　审　李家斌

主　编　胡少华　刘卫华

副主编　（按姓氏笔画排序）

丁金霞　张　慧　张秀梅　张标新　陈永惠
徐凤玲　韩江英　谭　蕾

编　者　（按姓氏笔画排序）

丁金霞　万　磊　王　平　王　梅　王　婷
王翠云　韦红梅　方业香　付　红　朱　瑞
朱明华　朱读伟　刘　欣　刘　钢　刘　静
刘卫华　刘平平　刘桂霞　江　玲　宇　丽
祁金梅　严　丽　杜小玲　李　朴　李　华
李　静　李清风　吴慧子　邱艳琴　何红叶
谷　静　谷一梅　汪雪芳　宋云凤　张　艳
张　静　张　慧　张秀梅　张标新　张曼莉
陈　红　陈永惠　陈新苹　邵　玉　金长雨
周　凤　周月琴　周翠梅　赵　鑫　胡少华
胡玉萍　施艳群　宫　娟　费瑞芝　钱朝翠
倪秀梅　徐　燕　徐凤玲　徐恭霞　高业兰
唐　芳　陶　蕾　章　翀　董　莉　韩江英
程金贵　詹雪梅　褚文佳　蔡月红　蔡传凤
谭　蕾　霍佳佳　戴　晴

序

2020年初，新型冠状病毒肺炎（以下简称"新冠肺炎"）暴发，给人们的工作和生活带来了极大的影响。为打赢疫情防控阻击战，党中央号召举全国之力支援湖北，努力提高患者收治率、治愈率，降低感染率和病死率。此期间，在各级政府的支持和协调下，广大医务工作者迎难而上，为爱逆行。据2月29日权威媒体报道，全国共计2.86万名护士驰援湖北，占医疗队员总数的68%，其中重症专业护士5500余名，占重症医务人员总数的75%，他们立足岗位，履行职责，在患者医疗救治中发挥了重要作用。

为积极响应国家号召，1月27日，安徽省紧急派出由50名重症护理人员组成的首批抗疫医疗队驰援武汉，由安徽医科大学第一附属医院（以下简称"安医大一附院"）心脏大血管外科重症监护室护士长陈红任领队，参与武汉市金银潭医院的新冠肺炎重症患者救治工作。

武汉市金银潭医院（以下简称"金银潭医院"）是湖北省武汉市突发公共卫生事件医疗救治定点的三级传染病医院，是最早接诊新冠肺炎患者的定点医院，也是收治重型、危重型患者最多的医院之一。作为抗击疫情的主战场，金银潭医院为抗击疫情作出了巨大贡献。

安医大一附院是国家卫生应急医疗移动救治中心、国家级呼吸与危重症医学科重点专科单位，也是安徽省首批参与援鄂抗疫的医院之一。此次，安医大一附院积极响应党中央的号召，在安徽省委、省政府和省卫生健康委员会的坚强领导下，先后选派108名护理人员分三批进驻金银潭医院、方舱医院，整建制接管武汉重症病区。这些护理人员用扎实的业务能力和优秀的人文素质，获得了当地医疗机构、患者和社会的一致好评，充分体现了安徽护理人不畏艰险、迎难而上的职业精神，展现了安徽省护理学会引领发展、融合创新的风采，发挥了重症护理攻坚克难、勇攀高峰的专科价值。

为了给突发公共卫生事件的应急防控体系建设提供参考，安医大一附院和金银潭医院的护理人员共同努力，将新冠肺炎重症患者护理的实践经验进行整理，并汇编成这本《新型冠状病毒肺炎重症护理手册》。

本书由安医大一附院常务副院长李家斌担任主审，安医大一附院护理部主任胡少华和金银潭医院护理部主任刘卫华担任主编，由来自两家医院重症医学科、呼吸科、感染科、神经内科和急诊科等科室的护理专家共同撰写。本书内容涵盖新冠肺炎患者的常规护理，隔离病房的管理，新冠肺炎重症患者内环境、呼吸、循环、神经系统的监测和护理以及营养支持护理等，图文并茂，注重实用性和可操作性。希望广大重症护理工作者阅读本书后，能在急性呼吸道传染病重症护理理念、知识、技能、方法等方面有所收获。同时，我们也希望这本书能够成为传染病防控部门和卫生宣传工作者的参考书，为疾病防控与卫生宣传提供参考和依据。

生命安全重于泰山，疫情防控匹夫有责！我们坚信，在党中央的坚强领导下，我们一定能取得抗击新冠肺炎疫情的最后胜利！

安徽省护理学会理事长

2020 年 3 月 8 日

前　言

2019年12月，湖北省武汉市部分医院陆续发现不明原因肺炎病例，后被证实为新型冠状病毒肺炎（以下简称"新冠肺炎"）。新冠肺炎具有传染性强、传播速度快等特点，随着确诊病例数和危重患者数的不断攀升，给人们的生命和健康带来严重威胁。重症新冠肺炎患者病情变化迅速，常合并多器官衰竭和多种并发症，治疗手段复杂，给临床护理工作带来了前所未有的压力与挑战。

随着全国医护精英力量不断增援湖北，新冠肺炎疫情防控救治路径越发清晰，重症护理的作用和成效也日益显现。护理人员凭借呼吸病学、感染病学和重症医学等多学科知识以及过硬的专业技能，在挽救危重患者生命、促进康复方面作出了巨大的贡献，同时也积累了丰富的传染病护理经验。因此，安徽医科大学第一附属医院和武汉市金银潭医院联合编写了这本《新型冠状病毒肺炎重症护理手册》。

本书以国家卫生健康委员会发布的《新型冠状病毒肺炎诊疗方案（试行第七版）》及《新冠肺炎重型、危重型患者护理规范》等为指导，旨在总结两家医院一线抗"疫"的宝贵经验，为新冠肺炎重症患者的护理提供参考，并为今后传染病护理工作提供借鉴。

本书共八章，第一章介绍新冠肺炎国内疫情分析、重症护理人员素质要求和人力资源调配；第二章介绍新冠肺炎流行病学、诊疗与患者护理等;第三章介绍新冠肺炎隔离病房管理等;第四章至第八章介绍重症患者监测护理知识及常见重症护理操作规程。

本书的编写得到了安徽省卫生健康委员会和安徽省护理学会的指导及有关单位和专家的大力支持,在此深表感谢!

随着疾病研究的深入和疫情形势的变化,相关疫情防控信息将会不断更新,请读者及时关注国家卫生健康委员会及相关部门发布的最新动态。由于时间紧迫,书中难免存在不足之处,望读者批评指正。

胡少华　刘卫华

2020 年 3 月 8 日

目　录

第一章 总 论

第一节 新型冠状病毒肺炎国内疫情分析

2019 年 12 月以来,湖北省武汉市出现新型冠状病毒肺炎(以下简称"新冠肺炎")病例,且病例数不断增加,随着疫情的蔓延,我国 31 个省(自治区、直辖市)、新疆生产建设兵团及港澳台地区均相继出现确诊病例。

一、病毒命名情况

2020 年 1 月 12 日,世界卫生组织将造成武汉肺炎疫情的新型冠状病毒命名为"2019 新型冠状病毒(2019-nCoV)"。2 月 7 日,国家卫生健康委员会将新型冠状病毒感染的肺炎暂命名为"新型冠状病毒肺炎",简称"新冠肺炎"(novel coronavirus pneumonia,NCP)。2 月 12 日,国际病毒分类委员会将其命名为 SARS -CoV-2(severe acute respiratory syndrome coronavirus 2),世界卫生组织也在同日宣布将新型冠状病毒感染的肺炎命名为"COVID-19"(corona virus disease 2019)。2 月 21 日,国家卫生健康委员会将"新型冠状病毒肺炎"英文名称修订为"COVID-19",与世界卫生组织命名保持一致,中文名称保持不变。

二、疫情发展情况

根据国家卫生健康委员会疫情通报,2020 年 1 月 20 日至 2 月 4 日国内非湖北地区和湖北每日新增确诊病例逐渐增加,2 月 5 日至 2 月 11

日有所下降,2月12日31个省(自治区、直辖市)和新疆生产建设兵团新增确诊病例达最高值(主要是湖北临床诊断病例),2月13日之后新增病例整体呈下降趋势。

三、疫情防控情况

疫情发生后,党中央高度重视,迅速成立中央应对新型冠状病毒感染肺炎疫情工作领导小组,分类指导各地做好疫情防控工作。2019年12月30日,武汉市卫生健康委员会发布《关于做好不明原因肺炎救治工作的紧急通知》,要求各医疗机构及时追踪统计救治情况,并按要求及时上报。12月31日,国家卫生健康委员会专家组抵达武汉,展开相关检测核实工作。2020年1月20日,习近平总书记对新冠肺炎疫情作出重要指示,强调要把人民群众生命安全和身体健康放在第一位,坚决遏制疫情蔓延势头;同日国家卫生健康委员会发布公告,将新冠肺炎纳入《中华人民共和国传染病防治法》规定的乙类传染病,并采取甲类传染病的预防、控制措施,将新冠肺炎纳入《中华人民共和国国境卫生检疫法》规定的检疫传染病管理。1月23日10时起,武汉宣布市内交通暂停运营,机场、火车站离汉通道暂时关闭。1月25日,中共中央政治局常务委员会召开会议,专门听取了新冠肺炎疫情防控工作汇报,对疫情防控特别是患者治疗工作进行再研究、再部署、再动员,要求各级党委和政府必须按照党中央决策部署,全面动员,全面部署,全面加强工作,把人民群众生命安全和身体健康放在第一位,把疫情防控工作作为当前最重要的工作来抓。各级政府也高度重视新冠肺炎的防控工作,所有发现新冠肺炎病例的省份均已启动重大突发公共卫生事件一级响应,采取了包括限制人员出行和全社会动员在内的系列举措,严格落实早发现、早报告、早隔离、早治疗措施,加强社区防控,切断疾病传播途径,降低感染率。数据显示,2月份以来31个省(自治区、直辖市)和新疆生产建设兵团每日新增确诊病例在2月3日出现高点,之后呈连续下降趋势(除2月12日武汉确诊例数上升外),表明各地联防机制以及严格管理等防控措施正在发挥作用,疫情防控形势正在积极向好的态势发展。

通过采取一系列预防控制和医疗救治措施,我国疫情上升的势头得到有效遏制,防控工作取得阶段性成效,但防疫工作仍不容松懈,各部门和广大群众仍需积极配合国家相关政策,坚定必胜信念,不获全胜决不轻言成功!

第二节　新型冠状病毒肺炎重症护理人员素质要求

新冠肺炎重症患者病情危重、变化迅速,治疗手段复杂,对护理专业技能要求非常高。重症护理人员是重症患者的直接照顾者,是先进医疗仪器的使用者,是医生实施急救工作的配合者,其综合素质的优劣是影响患者救治工作成败的重要因素之一。因此,作为抗击新冠肺炎的重症护理人员,必须具有以下素质。

一、高尚的职业道德素质

1. 良好的职业道德修养。作为参与新冠肺炎重症患者救治的技术骨干,只有认同护理职业理念,忠诚于护理专业,具有高度的责任心和奉献精神,热爱护理事业,才能全心全意投入护理工作。

2. 良好的团队合作意识。在突发公共卫生事件中,不同地域背景、不同所属单位、不同科室和专业的医护人员需要更为紧密地团结协作,为救治同一类患者并肩作战,这就需要全体医护人员积极合作、默契配合,保证抢救工作的顺利进行。因此,良好的团队合作意识是抗击新冠肺炎的一线护理人员不可或缺的素质。

3. 践行慎独精神。护理人员的严密观察与护理是挽救患者生命的重要条件之一。重症护理人员必须践行慎独精神,树立良好的服务意识与高度的责任感,竭尽全力为患者提供细致、周密的护理。

二、扎实的业务素质

1. 全面的理论知识。新冠肺炎重症患者病情复杂,防控要求严格,很多治疗和护理问题往往超出了以往的临床护理内容,涉及呼吸病学、感染病学和重症医学等多学科护理专业知识,这就要求护理人员应具有完善的知识储备以及不断更新知识的能力,以有效应对新冠肺炎重症患者的救治工作。

2. 敏锐的病情观察能力和熟练的重症护理技能。护理人员需要具备敏锐的观察力,在密切观察、动态分析患者病情变化的基础上,对新冠肺炎重症患者的病情作出快速评估、及时处理。重症患者的救治涉及人工气道的管理、肾脏替代治疗、体外膜肺氧合、俯卧位通气等多种重症护理技能,需要护理人员熟练掌握,以提高新冠肺炎重症患者的救治成功率。

三、良好的心理素质

相关研究发现,部分医护人员在参与疫情防控过程中出现不同程度的心理压力,而这种压力会带来诸如焦虑、抑郁、恐惧、紧张、躯体化不适等多种心理问题,可能会导致应激障碍的发生。因此,重症护理人员必须具备良好的心理素质,能积极有效进行自我心理调适,提高心理耐受能力,以确保各项护理措施的切实执行,确保患者获得及时救治和护理。

四、强健的身体素质

新冠肺炎传染性强,按照甲类传染病管理,医护人员需严格遵循三级防护原则。连续 6~8 h 甚至更长时间防护装备的穿戴,首先就是对护理人员身体素质的一个巨大考验,加之每名护理人员均需要负责多名重症患者的病情观察及治疗护理工作(重症患者需要密集护理),工作量之大可想而知。因此,只有具备强健的身体素质,才能保障各项护理工作的顺利实施。

五、较高的人文素质

护理人员要能够从更高的层次上理解新冠肺炎患者的各种需求,同时具备良好的人际沟通技能,能够通过语言和非语言的交流,使患者感受到被关爱、被尊重,消除因病情恶化、缺少家属陪伴引起的恐惧、焦虑、孤独情绪,以积极的心态配合治疗。

重症护理人员每日面对时刻遭受生命威胁和身心创伤的重型、危重型新冠肺炎患者,因此必须具备良好的综合素质,才能高效地完成救治工作,为患者提供优质的护理服务。

第三节　新型冠状病毒肺炎疫情护理人力资源紧急调配

为深入贯彻落实习近平总书记重要指示和安徽省委、省政府决策部署,以及安徽省卫生健康委员会"致全省卫生健康系统全体同志动员令"精神,安徽医科大学第一附属医院基于疫情进展和临床实际,结合专家共识,构建新冠肺炎疫情护理人力资源紧急调配方案,高效调度全院护理人力,坚决打赢疫情防控阻击战。

一、成立护理应急指挥部

成立由护理分管院长任组长,护理部主任任常务副组长的新冠肺炎护理应急指挥部,成员包括科护士长及呼吸科、重症医学科、感染科、门急诊等重点部门护士长及护理部工作人员。组长全面负责护理疫情防控工作部署与沟通协调;护理应急指挥部下设护理人力资源调配组、疫情护理防控督导组、护理后勤保障支持组和抗疫护士人文关怀组四个专项管理小组,负责相关工作的落实及存在问题的追踪与协调处理(图1-1)。

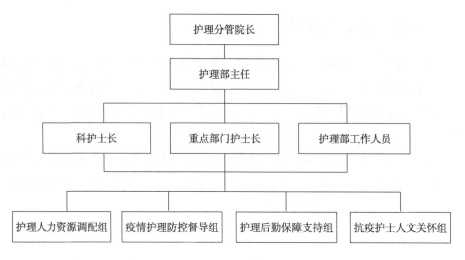

图 1-1　新冠肺炎护理应急指挥部架构图

二、评估护理人力资源配置需求

1.评估疫情防控工作任务。防控重点部门主要包括预检分诊、急诊门诊、发热门诊、隔离病房、重症监护病房和外派医疗队。护理部组织梳理重点部门的患者总数和护理工作量。

2.评估护理人力需求。

(1)根据防控重点部门的工作任务,核定需要调配的护理人力数量和结构要求。

(2)各病区根据患者数量及护理工作需求,重新核定所需护士数。

三、合理调配护理人力资源

1.建立护理人力资源库。

(1)选拔制度。护理部制定选拔标准:工作年限≥3 年,年龄＜50岁,身体、心理素质良好,专业能力强,具有呼吸科、重症医学科等科室轮转经历或急危重症技能培训经历者优先。

各病区护士长根据护理部制定的选拔标准,结合护士本人意愿和家庭支持程度,推选可供调配的护士名单,上报护理部,建立护理人力资源库。

（2）建立人力资源梯队。将护理人力资源库成员分为三个梯队。第一梯队是具有感染防控经验的重点部门护士；第二梯队是具备呼吸科、重症医学科等科室轮转经历或急危重症技能培训经历的护士；第三梯队是人力资源库中其他护士。

2. 制定护理人力资源调配计划。护理部对护理人力资源库成员按照梯队结构制定分层次调配计划（见表1-1），根据疫情防控需求和临床护理工作实际进行合理调配。

表1-1 护理人力资源梯队及调配计划

人力资源梯队	护士结构特征	调配计划
第一梯队	呼吸科、感染科、重症医学科、门急诊等重点部门具有感染防控经验者	外派医疗队调配
第二梯队	所在科室病人数较少，具备呼吸科、重症医学科等科室轮转经历或急危重症技能培训经历者	院内疫情防控重点部门调配及外派医疗队后备
第三梯队	人力资源库中其他护士	院内护理人力调配后备

四、开展新冠肺炎重症护理后备人才培训

1. 培训对象。护理部从护理人力资源库第二、三梯队中筛选身心健康、政治素养高和业务能力强的护士纳入培训对象。

2. 培训内容。培训内容包括新冠肺炎流行病学特点、诊疗方案、职业防护、患者入出院护理和住院期间的治疗、心理、康复护理和检验标本采集与运送管理等；隔离病房设置、护理工作制度、流程及应急预案，常用仪器设备的保养维护；重症患者的内环境、呼吸、循环、神经及营养等的监测与护理，常见重症护理操作规程和急救护理技术，包括体外膜肺氧合在内的新兴技术。

3. 培训方式。根据减少人员聚集的疫情防控要求，将学员分散安排

至各 ICU 进行同质化导师制培训,采取线上线下相结合的培训方式。理论课程采取在线课堂教学,实践课程采取临床真实情景案例床边教学。定期连线武汉市金银潭医院护理部和援湖北医疗队员,对学员进行疫情防控和重症护理知识指导。

五、落实护理人员人文关怀

护理部号召关注一线护理人员工作负荷及身心状况,护理后勤保障支持组和抗疫护士人文关怀组深入了解护士的生活及家庭需求,并协助解决困难。建立护理人文关怀微信群,倾听一线护士的故事和心声,及时缓解他们的心理压力。开展"致一线护士的一句祝福"及"抗疫一线护士小林漫画展"等活动,编写抗疫护理人文读本,在激励与关怀中鼓舞士气,提升护士的职业价值感和自豪感。

第二章 新型冠状病毒肺炎流行病学与诊疗护理

第一节 新型冠状病毒肺炎流行病学概述

新型冠状病毒肺炎,简称"新冠肺炎",其病原体是新型冠状病毒(SARS-CoV-2)。新冠肺炎具有其独特的流行病学特征。

一、传染源

新型冠状病毒感染的患者是此病的主要传染源,无症状或症状轻微的隐性感染者也可能成为传染源。

二、传播途径

经呼吸道飞沫和密切接触传播是主要的传播途径。病毒主要经咳嗽、打喷嚏、说话所致的飞沫而传播,易感者在直接接触的过程中经呼吸道吸入病毒而引起感染。含有病毒的飞沫沉积在物品表面,双手直接接触,沾染病毒,再通过接触口腔、鼻腔、眼睛等处的黏膜,引起感染。在相对封闭的环境中,长时间暴露于高浓度气溶胶情况下存在经气溶胶传播的可能。《新型冠状病毒肺炎诊疗方案(试行第七版)》指出:由于在粪便及尿中可分离到新型冠状病毒,应注意粪便及尿对环境污染造成气溶胶或接触传播。

三、易感人群

人群普遍易感。目前研究表明,患者平均年龄为 51 岁,接近 80% 的患者年龄在30～69岁,老年人和患有哮喘、糖尿病、心脏病等基础疾病的人感染病毒的风险可能增加;医护人员在治疗、护理患者时,同患者近距离接触次数多,感染风险亦比较高。多数患者预后良好,少数患者病情危重,老年人和患有慢性基础疾病者预后较差,儿童病例症状相对较轻。

四、流行特征

自2019年12月中旬以来,新冠肺炎疫情经历了局部暴发、社区传播和大范围传播三个阶段。局部暴发阶段在2019年12月底前,大多病例与武汉华南海鲜市场的暴露有关。随着病毒通过接触海鲜市场的人群扩散到社区,形成社区传播,在武汉市多个社区和家庭内发生人际传播和聚集性传播。由于恰逢中国农历春节,人口流动性大,疫情迅速扩大和蔓延,进入大范围传播阶段,从湖北省迅速扩大到我国其他地区。

第二节　新型冠状病毒肺炎诊断与治疗

为进一步做好新冠肺炎病例诊断和医疗救治工作,国家卫生健康委员会组织专家对前期医疗救治工作进行不断分析、研判、总结,诊疗方案逐步修订完善,使新冠肺炎的流行病学特征、症状、诊断及治疗等逐渐清晰准确。2020年1月24日以来,国家卫生健康委员会陆续发布了7版新型冠状病毒肺炎诊疗方案。目前第7版诊疗方案在传播途径、临床表现、诊断标准、病原学检测、血清学检测、临床分型、疑似病例、治疗等方面均进行了完善和调整,以指导各级定点医院正确实施诊疗活动,促进患者康复,遏制疾病传播。

一、病原学

新冠肺炎的病原体是新型冠状病毒,属于β属的冠状病毒,有包膜,颗粒呈圆形或椭圆形,常为多形性,直径为60～140 nm,和SARS-CoV

属于同一支系。病毒基因组序列比对显示,新型冠状病毒与 SARS 冠状病毒的同源性为 79％左右。体外分离培养时,新型冠状病毒在 96 h 左右即可在人呼吸道上皮细胞内被发现。病毒对紫外线和热敏感,56 ℃ 30 min、乙醚、75％乙醇、含氯消毒剂、过氧乙酸、氯仿等脂溶剂均可有效灭活病毒。

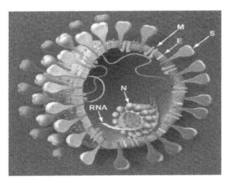

图 2-1　冠状病毒结构示意图

二、临床表现

基于目前的流行病学调查,新冠肺炎潜伏期为 1～14 天,多为 3～7 天,以发热、干咳、乏力为主要表现。少数患者伴有鼻塞、流涕、咽痛、肌痛和腹泻等症状。重症患者多在发病 1 周后出现呼吸困难和(或)低氧血症,严重者可快速进展为急性呼吸窘迫综合征、脓毒症休克、难以纠正的代谢性酸中毒和出凝血功能障碍及多器官功能衰竭等。值得注意的是,重型、危重型患者病程中可为中低热,甚至无明显发热。孕产妇临床过程与同龄患者接近,部分儿童及新生儿病例症状可不典型,表现为呕吐、腹泻等消化道症状或仅表现为精神差、呼吸急促。

三、实验室和影像学检查

(一)实验室检查

发病早期外周血白细胞总数正常或减少,淋巴细胞计数正常或减少;部分患者出现肝酶、乳酸脱氢酶(LDH)、肌酶和肌红蛋白、肌钙蛋白增高;多数患者C-反应蛋白(C-reactive protein,CRP)和血沉升高,降钙素原正常;严重者D-二聚体升高,外周血淋巴细胞进行性减少。采用RT-PCR或(和)NGS方法在鼻咽拭子、痰和其他下呼吸道分泌物、血液、粪便等标本中可检测出新型冠状病毒核酸。新型冠状病毒特异性IgM抗体多在发病3～5天后出现阳性,IgG抗体滴度恢复期较急性期有4倍或以上增高。

(二)胸部影像学检查

胸部CT检查早期呈现多发小斑片影及间质改变,以肺外带明显。进而发展为双肺多发磨玻璃影、浸润影,严重者出现肺实变。

四、诊断标准

(一)疑似病例

下述流行病学史和临床表现中,有流行病学史中的任何一条,且符合临床表现中任意2条;无明确流行病学史但符合临床表现中的3条即诊断为疑似病例。

1. 流行病学史。发病前14天内有武汉市及周边地区,或其他有病例报告社区的旅行史或居住史;发病前14天内与新型冠状病毒感染者(核酸检测阳性者)有接触史;发病前14天内曾接触过来自武汉市及周边地区,或来自有病例报告社区的发热或有呼吸道症状的患者;聚集性发病[2周内在小范围如家庭、办公室、学校班级等场所,出现2例及以上发热和(或)呼吸道症状的病例]。

2. 临床表现。发热和(或)呼吸道症状;具有上述新冠肺炎影像学特征;发病早期白细胞总数正常或降低,淋巴细胞计数正常或减少。

(二)确诊病例

疑似病例同时具备以下病原学或血清学证据之一者:实时荧光

RT-PCR(reverse transcription-polymerase chain reaction)检测新型冠状病毒核酸阳性;标本病毒基因测序,与已知的新型冠状病毒高度同源;血清新型冠状病毒特异性 IgM 抗体和 IgG 抗体阳性;血清新型冠状病毒特异性 IgG 抗体由阴性转为阳性或恢复期较急性期 4 倍及以上升高。

五、临床分型

1.轻型。临床症状轻微,影像学未见肺炎表现。

2.普通型。具有发热、呼吸道等症状,影像学可见肺炎表现。

3.重型。符合下列任何一条:

成人:①出现气促,RR(呼吸率,respiration rate)≥30 次/min;②静息状态下,指氧饱和度≤93%;③动脉血氧分压(PaO_2)/吸氧浓度(FiO_2)≤300 mmHg;④肺部影像学显示 24～48 h 内病灶明显进展大于50%者。

儿童:①出现气促(<2 月龄,RR≥60 次/min;2～12 月龄,RR≥50次/min;1～5 岁,RR≥40 次/min;>5 岁,RR≥30 次/min),除发热和哭闹的影响外;②静息状态下,指氧饱和度≤92%;③辅助呼吸(呻吟、鼻翼扇动、三凹征),发绀,间歇性呼吸暂停;④出现嗜睡、惊厥;⑤拒食或喂养困难,有脱水征。

4.危重型。符合以下情况之一者:①出现呼吸衰竭,且需要机械通气;②出现休克;③合并其他器官功能衰竭,需重症监护室(intensive care unit,ICU)监护治疗。

六、治疗要点

(一)根据病情确定治疗场所

1.疑似及确诊病例应在具备有效隔离条件和防护条件的定点医院隔离治疗,疑似病例应单人单间隔离治疗,确诊病例可多人收治在同一病室。

2.危重型病例应当尽早收入 ICU 治疗。

(二)一般治疗

1.卧床休息,加强支持治疗,保证充分热量;注意水、电解质平衡,维持内环境稳定;密切监测生命体征、指氧饱和度等。

2.根据病情监测血常规、尿常规、C-反应蛋白、生化指标(肝酶、心肌酶、肾功能等)、凝血功能、动脉血气分析、胸部影像学等。有条件者可行细胞因子检测。

3.及时给予有效氧疗措施,包括鼻导管、面罩给氧和经鼻高流量氧疗。有条件时可采用氢氧混合吸入气(H_2/O_2：66.6%/33.3%)治疗。

4.抗病毒治疗。可试用 α-干扰素(成人每次 500 万 IU 或相当剂量,加入灭菌注射用水 2 mL,每日 2 次雾化吸入)、洛匹那韦/利托那韦(成人 200 mg/粒、50 mg/粒,每次 2 粒,每日 2 次,疗程≤10 天)、利巴韦林(建议与干扰素或洛匹那韦/利托那韦联合应用,成人 500 mg/次,每日 2～3 次静脉输注,疗程≤10 天)、磷酸氯喹(18～65 岁成人,体重＞50 kg 者,每次 500 mg,每日 2 次,疗程 7 天;体重＜50 kg 者,第 1～2 天每次 500 mg,每日 2 次,第 3～7 天每次 500 mg,每日 1 次)和阿比多尔(成人 200 mg/次,每日 3 次,疗程≤10 天)。要注意上述药物的不良反应、禁忌证(如患有心脏疾病者禁用磷酸氯喹)以及与其他药物的相互作用等问题。在临床应用中进一步评价目前所试用药物的疗效。不建议同时应用 3 种及以上抗病毒药物,出现不可耐受的毒副作用时,应停止使用相关药物。对孕产妇患者的治疗应考虑妊娠周数,尽可能选择对胎儿影响较小的药物,以及是否终止妊娠后再进行治疗等问题,并知情告知。

5.抗菌药物治疗。避免盲目或不恰当使用抗菌药物,尤其是联合使用广谱抗菌药物。

(三)重型、危重型病例的治疗

治疗原则:在对症治疗的基础上,积极防治并发症,治疗基础疾病,预防继发感染,及时进行器官功能支持。

1. 呼吸支持。

(1)氧疗:重型患者应当接受鼻导管或面罩吸氧,并及时评估呼吸窘迫和(或)低氧血症是否缓解。

(2)高流量鼻导管氧疗或无创机械通气:当患者接受标准氧疗后呼吸窘迫和(或)低氧血症无法缓解时,可考虑使用高流量鼻导管氧疗或无创通气。若短时间内(1～2 h)病情仍无改善甚至恶化,应当及时进行气管插管和有创机械通气。

(3)有创机械通气:采用肺保护性通气策略,即采用小潮气量(6～8 mL/kg理想体重)和低水平气道平台压力(≤30 cmH$_2$O)进行机械通气,以减少呼吸机相关肺损伤。保持气道温湿化,避免长时间镇静,早期唤醒患者并进行肺康复治疗。较多患者存在人机不同步,应当及时使用镇静及肌松剂。根据气道分泌物情况,选择密闭式吸痰,必要时行支气管镜检查治疗。

(4)挽救治疗:对于严重急性呼吸窘迫综合征(acute respiratory distress syndrome,ARDS)患者,建议每天进行 12 h 以上的俯卧位通气,俯卧位通气效果不佳者尽快考虑 ECMO。其相关指征为:①在 FiO$_2$>90%时,氧合指数<80 mmHg,持续 3～4 h 以上;②气道平台压≥35 cmH$_2$O。单纯呼吸衰竭患者,首选 V-V ECMO 模式;若需要循环支持,则选用 V-A ECMO 模式。在基础疾病得以控制,心肺功能有恢复迹象时,可开始撤机试验。

2. 循环支持。在充分液体复苏的基础上,改善微循环,使用血管活性药物,密切监测患者血压、心率和尿量的变化,以及动脉血气分析中乳酸和碱剩余。必要时进行无创或有创血流动力学监测,如超声多普勒法、超声心动图、有创血压或持续心排血量(PiCCO)监测。在救治过程中,注意液体平衡策略,避免过量和不足。

如果发现患者心率突发增加大于基础值的 20%或血压下降大于基础值的 20%以上,并伴有皮肤灌注不良和尿量减少等表现时,应密切观察患者是否存在脓毒症休克、消化道出血或心功能衰竭等情况。

3.肾衰竭和肾替代治疗。治疗危重症患者的肾功能损伤应积极寻找导致肾功能损伤的原因,如低灌注和药物等因素。对于肾衰竭患者的治疗应注重体液平衡、酸碱平衡和电解质平衡,在营养支持治疗方面注意氮平衡、热量和微量元素等的补充。重症患者可选择连续性肾替代治疗(continuous renal replacement therapy, CRRT)。其指征包括:①高钾血症;②酸中毒;③肺水肿或水负荷过重;④多器官功能不全时的液体管理。

4.康复者血浆治疗。适用于病情进展较快、重型和危重型患者。用法用量参考《新冠肺炎康复者恢复期血浆临床治疗方案(试行第二版)》。

5.血液净化治疗。血液净化系统包括血浆置换、吸附、灌流、血液/血浆滤过等,能清除炎症因子,阻断"细胞因子风暴",从而减轻炎症反应对机体的损伤,可用于重型、危重型患者细胞因子风暴早中期的救治。

6.免疫治疗。对于双肺广泛病变、重型且实验室检测 IL-6 水平升高的患者,可试用托珠单抗治疗。首次剂量为 $4\sim8$ mg/kg,推荐剂量为 400 mg,用 0.9％氯化钠溶液稀释至 100 mL,输注时间>1 h。首次用药疗效不佳者,可在 12 h 后追加应用一次(剂量同前),累计给药次数最多为 2 次,单次最大剂量≤800 mg。注意过敏反应,有结核等活动性感染者禁用。

7.其他措施。对于氧合指标进行性恶化、影像学进展迅速、机体炎症反应过度激活状态的患者,酌情短期内($3\sim5$ 日)使用糖皮质激素,建议剂量不超过相当于甲强龙 $1\sim2$ mg/(kg·d),应注意较大剂量糖皮质激素因免疫抑制作用,会延缓对新型冠状病毒的清除;可静脉给予血必净 100 mL/次,每日治疗 2 次;可使用肠道微生态调节剂,维持肠道微生态平衡,预防继发细菌感染。儿童重型、危重型病例可酌情考虑给予静脉滴注丙种球蛋白。患有重型、危重型新冠肺炎的孕妇应积极终止妊娠,以剖宫产为首选。

（四）其他治疗

1. 心理治疗。患者常存在焦虑、恐惧情绪,应当加强心理疏导。

2. 中医治疗。此病属于中医"疫"病范畴,病因为感受"疫戾"之气,各地可根据病情、当地气候特点以及不同体质等情况,进行辨证论治,涉及超药典剂量时,应当在医师指导下使用。

七、出院标准

体温恢复正常 3 天以上;呼吸道症状明显好转;肺部影像学显示急性渗出性病变明显改善;连续 2 次痰、鼻咽拭子等呼吸道标本核酸检测阴性(采样时间至少间隔 24 h)。满足以上条件者可出院。

八、出院后注意事项

1. 定点医院要做好与患者居住地基层医疗机构间的联系,共享病历资料,及时将出院患者信息推送至患者辖区或居住地居委会和基层医疗卫生机构。

2. 患者出院后,建议继续进行 14 天的隔离管理和健康状况监测,佩戴口罩,有条件的居住在通风良好的单人房间,减少与家人的近距离密切接触,分餐饮食,做好手卫生,避免外出活动。

3. 建议在出院后第 2 周和第 4 周到医院随访、复诊。

第三节　新型冠状病毒肺炎患者的护理

一、新冠肺炎患者入院护理

新冠肺炎已被纳入乙类传染病,并采取甲类传染病的管理,对此类患者我们采取规范的入院护理,对预防和控制新冠肺炎的传播具有十分重要的作用,具体措施如下。

(一)办理入院手续

1.接到医务处入院通知,隔离病区立即做好迎接新患者的准备工作。

2.主班护士根据患者病情合理安排床位,通知责任医生开具入院许可证。

3.清洁区护士携带患者身份证、入院许可证、医保卡等资料至病员管理科办理入院相关手续。

(二)迎接新患者

1.患者由专人护送,经新冠肺炎患者专用通道进入隔离病房。

2.轻型、普通型患者安置在普通病房;重型、危重型患者安置在重症监护病房,配合医生做紧急处理。

3.指导或协助患者正确佩戴医用外科口罩,每4 h更换一次,被痰液、血液等污染时立即更换。

4.为患者佩戴腕带标识。

5.协助患者更换病员服,患者个人物品及衣服经消毒处理后,存放于储物柜。

6.通知责任医生诊查患者,污染区护士协助医生为患者进行检查和治疗。

7.联系营养室为患者准备膳食,使用一次性餐具。

(三)入院评估

1.收集患者疫区生活史、既往史、治疗史、流行病史、合并症等病史资料。

2.收集患者年龄、性别、职业、文化程度等一般资料。

3.评估患者病情、意识状态、乏力、咳嗽、咳痰、胸闷、气促、腹泻等临床症状。

4.测量患者体温、脉搏、呼吸、血压、体重、血氧饱和度等。

5.评估患者心理状态、对疾病的情绪反应、认知改变和防护依从性、需求与合作程度。

6.根据住院患者首次护理评估单收集患者的健康资料,填写住院病历和有关护理表格,及时完善各种护理记录单和风险评估单,根据评估结果及病情,落实各项护理措施并及时记录。

（四）入院宣教

1.向患者介绍病室环境、医院相关制度、消毒隔离要求及重要性等,并告之不允许擅自离开病房,不设陪客,不得探视。

2.指导常规标本的留取方法、时间及注意事项。

3.告知患者应如实回答病史,如因隐瞒病史导致任何后果自负。

二、新冠肺炎患者病情观察

新冠肺炎患者早期以发热、干咳、乏力为主要表现,重症患者多在发病1周后出现呼吸困难和(或)低氧血症,严重者快速发展为急性呼吸窘迫综合征、脓毒血症休克、难以纠正的代谢性酸中毒和出凝血功能障碍及多器官功能衰竭等。护士应及时、准确、全面地进行病情观察,为诊断、治疗及护理提供科学依据。本节主要从意识状态、生命体征、呼吸道症状、缺氧情况、特殊治疗及并发症等方面阐述新冠肺炎患者临床护理观察的主要内容。

（一）意识状态的观察与处理

密切观察患者的意识状态、瞳孔对光反应。意识障碍一般可分为嗜睡、意识模糊、昏睡和昏迷(浅昏迷、深昏迷),临床上常用格拉斯哥昏迷评分量表(Glasgow coma scale,GCS)对患者的意识障碍及其严重程度进行观察与评定。GCS包括睁眼反应、语言反应和运动反应三个子项目,总分为 3～15 分,15 分为意识清醒,13～14 分为轻度意识障碍,9～12 分为中度意识障碍,3～8 分为重度意识障碍,低于 8 分者为昏迷,低于 3 分者为深昏迷或脑死亡。正常情况下,双侧瞳孔等大等圆(直径 2～5 mm),光反应灵敏。瞳孔对光反应消失,常见于危重或深昏迷患者;双侧瞳孔散大,常见于颅内压增高、濒死状态患者。对于躁动、谵妄的患者应加强床旁看护,必要时使用约束带加以约束,警惕自伤、他伤或管道滑脱等不良事件的发生;而对于嗜睡、昏迷及使用镇静剂的患者,需重点关注生命体征、呼吸道及各种管道的管理,同时加强皮肤护理,预防压力性损伤的发生。

(二)生命体征的观察与处理

持续心电监护,动态监测患者体温、心率、呼吸、血压和指氧饱和度,注意呼吸的频率、节律、深度等变化。对于持续高热患者,予物理降温或遵医嘱使用药物降温;对于低体温患者加强保暖,为避免气溶胶扩散,推荐使用电取暖器保暖,禁用中央空调。若患者出现气促,RR≥30 次/min,警惕病情加重的可能,应根据医嘱及时给予合适的氧疗方式;若呼吸减慢,出现潮式呼吸或间断呼吸,则是呼吸即将停止的征兆,应立即进行救治。若出现神志模糊、烦躁、发绀、四肢厥冷、心动过速、尿量减少、血压降低等休克征象,应及时通知医师,配合抢救。

(三)呼吸道症状的观察与处理

新冠肺炎患者早期呼吸道症状以干咳为主,少数伴有鼻塞、流涕、咽痛等,应注意观察咳嗽的性质、出现及持续时间、与体位变换的关系、伴随症状等;伴咳痰者,注意痰液颜色、性质、气味和量的变化,如果痰液量增多,色黄黏稠,提示感染可能。指导患者有效的咳嗽技巧及咳嗽礼仪,咳嗽时用纸巾遮掩口鼻,若无纸巾,可用手肘或衣袖遮掩口鼻(图 2-2)。指导患者多饮水,给予胸部叩击,必要时遵医嘱给予雾化吸入、祛痰剂等协助排痰。对于痰液黏稠无力咳出或意识不清者,可经口、鼻进行电动负压吸引吸痰,避免使用中心负压吸引;吸痰过程中严格执行无菌操作,加强医护人员个人防护及病房空气、物体表面消毒;建立人工气道者采用密闭式吸痰,以减少气溶胶的扩散(相关内容详见第五章第二节第三部分密闭式人工气道吸痰护理操作规程)。

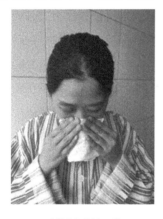 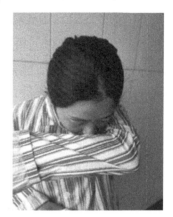

a.用纸巾遮掩口鼻　　　　　　　　　b.用手肘或衣袖遮掩口鼻

图2-2　咳嗽礼仪

(四)缺氧情况的观察与处理

观察患者颜面、口唇、四肢末梢皮肤色泽以及呼吸困难严重程度,监测指氧饱和度及动脉血气分析,综合判断患者缺氧情况,选择合适的氧疗方式。

1. RR≥30次/min和(或)静息状态下指氧饱和度≤93%时,应立即开始5 L/min的初始氧疗,选择合适氧疗装置,如鼻导管、简易面罩、储氧面罩等,注意观察氧疗的效果及副作用,注意用氧安全。采用鼻导管氧疗时,给患者戴一层外科口罩,减少气溶胶的扩散。

2. 患者在储氧面罩吸氧(流速10～15 L/min)状态下,指氧饱和度仍≤90%,RR≥30次/min,150 mmHg<PaO_2/FiO_2≤300 mmHg,考虑发生严重的急性低氧性呼吸衰竭或轻-中度ARDS。首选高流量鼻导管吸氧(high-flow nasal oxygen, HFNO)治疗,次选无创通气(non-invasive ventilation, NIV)治疗。呼吸机与患者的连接方式首选密闭式防护头盔,

其次可采用全脸罩或密闭性好的面罩,避免使用鼻罩;使用过程需密切监测病情变化,注意保护患者颜面部皮肤及保持管道通畅。患者尽量在负压单间病房进行治疗,呼吸机排气孔不得正对患者或医务人员,在面罩与漏气阀之间放置过滤器,减少气溶胶的播散。

3. 中-重度 ARDS($PaO_2/FiO_2 \leqslant 150$ mmHg)或 HFNO 和 NIV 治疗失败的重症患者首选有创机械通气。经口气管插管可使用电子喉镜或支气管镜引导插入,由技能熟练、经验丰富的医务人员按三级防护要求在单独的治疗室中(有条件的负压病房中)进行。插管前应给予纯氧吸入 5 min,同时根据患者病情,给予充分镇静及肌松剂治疗,最大化保护医务人员及避免患者在插管过程中氧饱和度的急剧下降(相关内容详见第五章第一节第四部分有创机械通气技术操作规程)。

(五)药物疗效及不良反应的观察与处理

观察药物的疗效,注意观察患者有无恶心、呕吐、腹泻、头晕、肝功能损害等不良反应发生(相关内容详见第二章第三节第三部分新冠肺炎患者药物护理)。

(六)特殊治疗的观察与处理

1. 肾衰竭和肾脏替代治疗。治疗前监测患者生命体征、生化指标和凝血功能,并评估血管通路情况;治疗过程中密切监测患者的生命体征、凝血功能、电解质变化及治疗效果等,及时发现低血压、电解质紊乱、血小板减少等并发症并给予相应处理(相关内容详见第四章第五节连续性肾脏替代治疗操作规程)。

2. ECMO 支持。严密观察患者意识、瞳孔、呼吸、血压、体温、血氧饱和度、中心静脉压、平均动脉压等,监测动脉血气分析和凝血功能等(相关内容详见第五章第一节第六部分及第六章第二节第四部分体外膜肺氧合护理操作规程)。

3. 康复者血浆治疗。严格遵守无菌操作原则和输血技术规范,密切监测患者的生命体征、意识状态和皮肤变化,尤其是在输注开始后 15～20 min,观察有无输血反应发生。治疗结束后,血袋无需回收,弃于双层黄色医疗垃圾袋中,按医疗废物管理规范处置。按要求做好护理记录,保证捐赠者和接受者信息可追溯。

4. 免疫治疗。对于双肺广泛病变、重型且实验室检测 IL-6 升高的患者,可试用托珠单抗治疗(相关内容详见第二章第三节第三部分新冠肺炎患者药物护理)。

(七)并发症的预防与处理

1. 深静脉血栓。

(1)采用住院患者深静脉血栓评估表进行风险评估,临床常用 Autar 评估量表。该量表根据患者年龄、体重指数、活动、高危疾病等危险因素进行评估。总分＜10 分为低风险,10～14 分为中风险,均每周评估一次;≥15 分为高风险,每 3 天评估一次;病情变化时随时评估。密切观察患者皮肤颜色、肿胀情况,触摸下肢温度及动脉搏动情况并记录。

(2)对于深静脉血栓中低度风险患者,指导其进行双下肢功能锻炼、扩胸运动、股四头肌舒缩运动、踝泵运动、抬臀运动等,遵循循序渐进的原则,频率、幅度和强度应由小到大、由弱到强。

(3)对于深静脉血栓高风险患者,鼓励其主动活动,遵医嘱使用抗凝药物,首选低分子肝素钙 4000 IU,皮下注射,每日一次。有抗凝禁忌者,可采用物理性预防方法,如间歇充气加压泵(intermittent pneumatic compression, IPC)、分级加压弹力袜(graduated compression stockings, GCS)等。每日测量并记录患肢不同平面的周径,注意固定测量部位,以便进行对比。如患者出现肢体肿胀、疼痛等症状,需立即报告医生并早期实施相应的预防护理干预。

2. 压力性损伤。

(1)采用住院患者压疮评估量表进行风险评估,临床常用 Braden 量表。该量表根据压力性损伤的危险因素(感觉、潮湿、活动方式、移动能力、营养和摩擦/剪切力)进行评估。总分≤16分为低度风险,≤14分为中度风险,均每周评估一次;≤12分为高度风险,需上报,每3天评估一次;≤9分为非常危险,每天评估一次;病情变化时随时评估。意识不清、昏迷患者需观察各种导管或诊疗设备(如心电监护仪)接触处的皮肤,谨防医疗器械相关性压力性损伤的发生,定时变换管道位置,或使用防护用品。

(2)针对中、低度风险患者,应放置预防压力性损伤警示牌并加强患者健康宣教,增强营养,保持皮肤及床单元清洁干燥,避免潮湿等刺激,定时更换体位,避免局部长期受压等。

(3)针对高度风险及非常危险的患者,除了上述预防措施外,应使用减压床垫(气垫床),受压部位预防性使用水胶体敷料,定时更换体位,避免拖、拉、拽等易损伤皮肤的动作,密切观察皮肤受压情况。

(八)心理状态的观察与处理

评估患者心理状态,根据结果给予个性化干预(相关内容详见第二章第三节第四部分新冠肺炎患者心理护理)。

(九)营养状态的评估与处理

评估患者营养状态,观察其进食情况,鼓励患者加强营养,少食多餐,多饮水。对于食欲较差、进食不足的患者以及老年慢性病患者,可给予营养强化食品、特殊医学配方食品及肠内营养制剂治疗,对于严重胃肠道功能障碍的患者,需采用肠外营养支持(相关内容详见第八章重症患者营养支持护理)。

三、新冠肺炎患者药物护理

新冠肺炎目前尚无明确有效的针对性治疗药物,临床推荐使用药物包括抗病毒药物、磷酸氯喹、糖皮质激素、人免疫球蛋白以及中药等。常为多种药物联合使用,需密切观察药物疗效及不良反应。

（一）抗病毒药物

1. 洛匹那韦/利托那韦及阿比多尔。洛匹那韦/利托那韦及阿比多尔均为口服抗病毒药物，需专人管理，每日观察并记录药物使用情况及不良反应。洛匹那韦/利托那韦每次口服剂量为 500 mg，一天 2 次，需整片吞咽，不能咀嚼、掰开、压碎，可与食物同服或不与食物同服。阿比多尔每次口服剂量为 0.2 g，一天 3 次，饭前、饭后服用均可。洛匹那韦/利托那韦及阿比多尔的主要不良反应包括腹泻、恶心、呕吐、头昏、肝功能损害等。轻度不良反应注意休息，加强饮食指导和安全防护，密切观察病情变化。若不良反应加重时，可加用药物对症治疗，仍不能耐受者予以停用。

2. 利巴韦林。利巴韦林的临床常用方法为静脉滴注，使用时要注意药物浓度和输液速度。建议用 0.9% 氯化钠注射液或 5% 葡萄糖注射液稀释至 1 mg/mL，静脉缓慢滴注，30～40 滴/min。利巴韦林可引起贫血、电解质紊乱、心率减慢等不良反应，用药期间需监测心率、血常规及电解质，一旦发现异常需对症处理。

3. 干扰素。干扰素多用于雾化吸入，成人每次 500 万 IU，加入灭菌注射用水 2 mL，每日 2 次。一般使用氧气驱动、面罩雾化，雾化时间 15～20 min。雾化时应注意避免接触眼睛，开窗通风，增加空气消毒的次数并加强房间内物体表面的清洁消毒，有条件者应在负压病房或专用治疗室进行雾化，雾化结束后治疗室应终末消毒。使用无创呼吸机者需雾化时可用螺纹 T 型雾化装置，串联于呼吸机管路与面罩之间。干扰素最常见的不良反应是发热及流感样综合征等，但一般不需特殊处理，较重者可对症处理，严重者应考虑减量或停药。初次用药过程中应严密监测，有抗生素过敏史的患者应谨慎使用。保存及运输过程中需注意维持 2～8 ℃ 避光保存。

（二）磷酸氯喹

磷酸氯喹为口服用药。体重 50 kg 以上者每次 500 mg，每日 2 次；体重 50 kg 及以下者第 1～2 天每次 500 mg，每日 2 次，第 3～7 天每次 500 mg，每日 1 次，疗程 7 天。磷酸氯喹的不良反应较少，口服一般可能出现的反应有头晕、头痛、眼花、食欲减退、恶心、呕吐、腹痛、腹泻、皮肤瘙痒、皮疹、耳鸣、烦躁等。反应大多较轻，停药后可自行消失。少数影响视力、听力，偶可引起窦房结抑制，导致心律失常、休克，严重时可发生阿-斯综合征而导致死亡，使用中需密切观察。

（三）糖皮质激素

重型、危重型新冠肺炎患者，可根据患者呼吸困难程度、胸部影像学进展情况，酌情短期内(3～5 日)使用糖皮质激素，建议剂量不超过相当于甲泼尼龙 1～2 mg/(kg·d)。应当注意较大剂量糖皮质激素因免疫抑制作用，会延缓对新型冠状病毒的清除。糖皮质激素的作用是减轻肺的渗出、损伤和后期的肺纤维化，并改善肺的氧合功能。常见的不良反应有高血压、体液潴留、高钠血症、胃肠道功能紊乱及精神方面抑郁、欣快表现等。使用过程中应监测血糖、电解质等变化，可能出现中枢兴奋症状，常见如失眠等，可对症处理。

（四）人免疫球蛋白

人免疫球蛋白主要用于重症新冠肺炎患者，可以增强机体的抗感染能力和免疫调节功能。一般直接静脉滴注或以 5% 葡萄糖溶液稀释 1～2 倍静脉滴注，开始滴注速度为 1.0 mL/min，15 min 后若无不良反应，可逐渐加快速度，最快滴注速度不得超过 3.0 mL/min。应单独输注，不得与其他药物混合输用；开启后应一次输注完毕，不得分次或给第二人输用；使用免疫球蛋白制剂可能导致血栓形成，有血栓形成风险的患者应监测血栓形成的体征和症状，缓慢输注。

（五）托珠单抗

托珠单抗主要用于双肺广泛病变、重型且实验室检测 IL-6 水平升高的患者,有结核等活动性感染者禁用。首次剂量为 4～8 mg/kg,推荐剂量为 400 mg,用 0.9%氯化钠溶液稀释至 100 mL,输注时间大于 1 h;首次用药疗效不佳者,可在 12 h 后追加应用一次(剂量同前),累计给药次数最多为 2 次,单次最大剂量不超过 800 mg。瓶装注射液在 2～8 ℃条件下避光保存。配好的液体呈澄清至半透明,无色至淡黄色,且无肉眼可见颗粒物时,方可使用。小心倒置以避免产生气泡,使用避光袋及避光输液器输注,注意观察过敏反应。

(六)中药

常用的口服中药有莲花清瘟解毒胶囊、疏风解毒胶囊以及中药颗粒剂或汤剂等。服用期间应忌烟、酒及辛辣、生冷、油腻食物,不宜同时服用滋补性中药,可出现恶心、呕吐、腹泻等不良反应,一般无需特殊处理,在停药后症状就会消失。常用的中药注射剂有血必净、生脉、参附注射液等,但疗效尚未明确,使用时应严密监测过敏反应,尤其静滴初始30 min内,一旦发现不良反应,应及时处理。

四、新冠肺炎患者心理护理

新冠肺炎自暴发以来,严重威胁着人们的身心健康。由于封闭式管理,对该传染病认知的局限性,以及目前暂无特效治疗药物和手段,导致患者产生焦虑、孤独、悲伤甚至抑郁等负面情绪。这对于调动患者积极情绪、提升自我免疫防护极为不利,故护理过程中需加强心理护理,增强患者战胜疾病的信心。

(一)新冠肺炎患者的心理特点

1. 恐惧、焦虑、抑郁、绝望。患者在确诊并住院隔离治疗后,可能会出现恐惧、焦虑,担心被亲人和朋友嫌弃;对未来灰心丧气,对治疗没有信心,出现抑郁情绪,甚至出现自杀、自伤行为,或不配合治疗。

2. 愤怒、抱怨、易激惹甚至攻击行为。患者可能会出现懊恼、急躁,一方面后悔自己当初没有注意防护,另一方面也会对他人抱怨、指责;容易发怒,常为一点点小事发脾气,事后又懊悔不已;有时可能会对医务人员指责、攻击。

3. 怀疑、麻木、逃避。有的患者会怀疑诊断是否正确,以此来减轻内心的恐惧;或者麻木,像旁观者一样;或者逃避,不面对现实等。

4. 自卑、依赖。有的患者变得更加自卑,不相信别人,觉得不会有人真正关心理解自己;或者变得特别依赖他人,害怕孤独,总希望有人陪伴。

5. 敏感、猜疑心加重。对医务人员察言观色,推断是否对自己隐瞒了病情的严重性;对身体的一点点异常感觉特别关注,甚至疑病。

6. 躯体不适症状。如失眠、噩梦,食欲差、恶心、腹部不适、腹泻,尿频,出汗,肌肉紧张及发抖,双腿或全身乏力,头痛、胸痛、胸闷等。

7. 烦躁不安。用呼吸机时,患者难以用语言表达自己的感受,更加担心自己会死去,极度恐惧,出现濒死感和绝望情绪,使呼吸困难加剧等。

(二)新冠肺炎患者心理评估

由责任护士在床边评估患者情绪等心理状态,了解患者的需求。通过简明患者健康问卷抑郁筛查量表(PHQ-4)评估患者心理状况。0～2分为正常,3～5分为轻度,6～8分为中度,9～12分为重度。心理干预的过程必须在保证患者安全的前提下进行,在心理干预前还应评估患者的心理稳定性及耐受性,以确定患者是否可进行心理干预。避免因患者心理耐受程度较低或处于应激状态下,对患者造成二次伤害。

(三)新冠肺炎患者心理护理策略

1. 倾听。倾听是沟通最有效的方式,隔离治疗很容易激起患者的孤独感。倾听的重点在于建立和巩固医患关系,建立情感的连接,以减轻由此产生的悲伤、无助以及愤怒、抱怨等情绪。在倾听患者诉说过程中,也可以了解患者目前最真实的心理状况,为解决患者心理问题提供最佳思路和方法。

2.共情。共情在心理护理中有较好的疏导效果,在与患者的接触中,通过共情可以尽快地与患者达到心理上的共识,设身处地了解患者心理状态。共情患者对疾病后果的恐惧感,给予安慰和适度的解释。比如,告诉患者并非患病后就会死亡。很多患者过度的焦虑是因为加入了他们的想象,总是沉浸在最糟糕的结果里面,无法回到现实层面去解决问题。此时应鼓励他们配合治疗,充分休息。

3.社会/家庭支持。鼓励和协助患者利用电话、QQ、微信、视频电话等远程手段和外界的亲朋好友保持联系,获得支持。提供连续的信息支持,消除不确定感和焦虑。

4.心理治疗。防止意外事件的发生,要时刻注意评估患者的自杀、自伤以及攻击行为的风险,对可能出现的情况要有预见性和防范措施。必要时请精神科医生会诊。

五、新冠肺炎患者咽拭子标本采集及运送

新冠肺炎早期临床症状缺乏特异性,CT又很难鉴别致病原。目前,咽拭子检测是新冠肺炎的重要诊断依据。准确及时采集及运送新冠肺炎咽拭子标本,对早期发现新冠肺炎尤为重要。

(一)咽拭子标本采集流程

医生下达咽拭子采集医嘱后,清洁区护士审核医嘱,核对无误后,打印条形码,在一次性使用病毒采样管上粘贴条形码,准确登记,送至潜在污染区。潜在污染区护士将一次性使用病毒采样管转交给污染区护士,并交代注意事项。污染区护士按要求正确穿戴防护用品,准备采集。具体流程如下。

1.向患者介绍采集的目的、意义及采集过程中的注意事项和不良反应,取得配合和理解。

2.采集前再次双人核对患者信息。

3.进行手卫生,将一次性使用病毒采样管管盖打开,放置在试管架

上,协助患者面对光线,头后仰70°。

4.采集标本。

(1)鼻咽拭子采集。①询问患者有无鼻部手术、鼻中隔弯曲等,将多余的分泌物从鼻前孔去除。②取出拭子,用拭子棒测量患者鼻尖至耳垂的距离,并用手指做标记。③将拭子以垂直鼻子(面部)方向插入鼻道内鼻颚处,直到拭子估测距离或遇到阻力为止。④将拭子在鼻内停留15~30 s,轻轻旋转拭子3圈,以拭取分泌物。取另一根拭子以同样方法采集另一侧鼻孔(图2-3)。⑤将上述两根拭子垂直向下放入一次性使用病毒采样管底部,拭子头完全浸泡在保存液中,沿断痕处折断拭子杆(低于管口),旋紧管帽,摇动数次,完成采样。

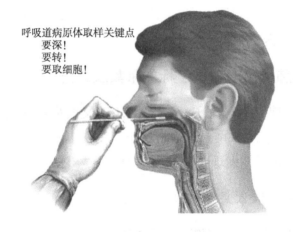

呼吸道病原体取样关键点
要深!
要转!
要取细胞!

图 2-3　鼻咽拭子采集示意图

(2)口咽拭子采集。①取出压舌板及拭子,用压舌板轻轻压舌面,嘱患者发"啊"音。②持拭子同时在双侧扁桃体和咽后壁区域旋转擦拭或轻轻刮取,尽量避免接触舌头、牙齿、悬雍垂,同时应注意避免拭子接触脸颊或嘴唇(图2-4)。③将上述两根拭子垂直向下放入无菌采样管底部,拭子头完全浸泡在保存液中,沿断痕处折断拭子杆(低于管口),旋紧管帽,摇动数次,完成采样。

5.再次核对样本信息及患者信息,无误后送检。

6.物品处理。一次性用物按医疗垃圾分类处理,治疗车、试管架等用 75％乙醇或 1000 mg/L 含氯消毒剂擦拭消毒。

7.洗手,记录。

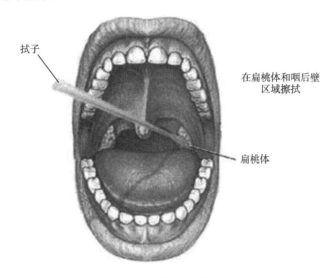

图 2-4　口咽拭子采集示意图

(二)咽拭子标本运送流程

1.污染区护士将采集好的标本放入有生物安全标识的密封袋内,送至放置标本固定地点,并电话通知清洁区护士收取标本。

2.清洁区护士扫描备用条形码确认采集时间,电话通知转运人员,戴手套、防护面屏,穿隔离衣、鞋套,携带准备好的贴有"新冠隔离病房标本"标签及生物安全标识的密封袋,至放置标本固定地点,与污染区护士规范交接。将双层密封标本袋装入有生物安全标识的新冠隔离病房专用标本密闭转运箱内,对转运箱箱内用 1000 mg/L 含氯消毒剂喷洒消毒,封闭;再对转运箱外表面用 1000 mg/L 含氯消毒剂擦拭消毒,与转运人员规范交接,并由双人确认,签名,签时间,及时送检。

六、新冠肺炎患者排泄物处置

由于在新冠肺炎患者粪便及尿中可分离到新型冠状病毒,应将患者排泄物(呕吐物、分泌物、大小便等)均视为新冠肺炎可疑传播媒介,按照《医院消毒卫生标准》进行严格处置,以避免造成气溶胶或接触传播。

1. 医务人员做好个人防护,正确处理排泄物。

2. 患者的排泄物应有专门容器收集。盛放污染物的容器可用含有效氯 5000 mg/L 的消毒剂溶液浸泡消毒 30 min,清洗干净,晾干备用。

3. 有污水处理系统的医院[排水系统应满足《传染病医院建筑设计规范》(GB 50849—2014)规定的二级生化处理],患者的排泄物可直接入污水池,适当增加污水处理消毒剂投药量,保证污水处理余氯含量大于接触池出口总余氯 6.5～10 mg/L;无污水处理系统的医院,用10000～20000 mg/L 含氯消毒剂,作用 2 h 再倾倒入下水道。

4. 少量 (<10 mL) 排泄物污染地面,可用抹布蘸取 5000～10000 mg/L含氯消毒剂或用能达到高水平消毒效果的消毒湿巾小心去除;或可用含过氧乙酸的应急处置包直接覆盖、包裹污染物,作用 30 min去除。大量(>10 mL) 排泄物污染地面,可使用含吸水成分的消毒粉或漂白粉完全覆盖,或用一次性吸水材料完全覆盖后用足量的 10000～20000 mg/L含氯消毒剂浇在吸水材料上,作用 30 min 以上,或用能达到高水平消毒效果的消毒湿巾,小心清除干净。

5. 清除过程中避免接触污染物,清理的污染物按医疗废物集中处置。清除污染物后,应对污染的地面进行清洁、消毒。

七、新冠肺炎患者出院护理

出院护理是指患者出院时,护理人员对其进行的一系列护理工作。新冠肺炎发病迅速、传染性强、传播范围广,为减少患者出院后重复感染、恶意传播等不良事件发生,保证患者出院安全及快速康复回归社会,良好的出院护理和准备至关重要。针对新冠肺炎患者的特点,具体出院护理如下。

(一)出院前的护理

1. 通知患者及家属。护士根据专家组决议、医生开具的出院医嘱,通知患者及家属准备出院。

2.执行出院医嘱。

(1)停止一切医嘱。

(2)填写出院患者登记本。

(3)协助患者解除腕带标识。

(4)协助患者清理用物,归还寄存物品,并对患者所有个人物品进行消毒处理。

(5)患者出院沐浴更换干净衣服。

(6)清洁区护士协助患者办理出院手续,患者出院后需继续服药时,清洁区护士按医嘱处方至药房领取药物,交给患者或家属带回,予用药指导并护送患者出院。

(7)填写患者出院护理记录单。

(二)床单位的处理及终末消毒

具体方法参照第三章第四节第一部分。

(三)出院后注意事项

1.鉴于有少数出院患者出现核酸检测复检阳性的问题,出院患者应继续进行 14 天的隔离管理和健康状况监测。

2.推荐通风良好的单间居住,减少与家人的近距离密切接触,至少保持 1 m 的距离。

3.尽量减少外出,避免使用公共交通工具和聚集性活动,当必须外出时,应佩戴外科口罩,若口罩被分泌物弄湿或弄脏,必须立即更换,并严格做好手卫生。

4.讲究咳嗽礼仪,咳嗽或打喷嚏时用纸巾遮掩口鼻。

5.家人分餐饮食,不得混用餐具、个人洗漱用品、床单被罩等生活用品。

6.尽量不要共用卫生间,必须共用时需分时段。

7.每天使用 500~1000 mg/L 含氯消毒剂或 75％乙醇清洁和消毒经

常接触的表面,如床头柜、门把手、马桶等。

8.患者的日常生活用品应单独清洗消毒,毛巾、衣物、被罩等建议用含氯消毒剂浸泡 1 h,或煮沸消毒 15 min。

9.每天早晚至少开窗通风 2 次,每次 0.5 h。

10.患者产生的生活垃圾可在消毒后袋装封口后丢弃。

11.每天监测体温并做好记录,若有体温异常(腋下体温＞37.3 ℃)和咳嗽等呼吸道症状,应立即前往定点医院发热门诊就诊。

12.按时在出院后第 2 周、第 4 周随访、复诊。

第三章　新型冠状病毒肺炎隔离病房管理

第一节　新型冠状病毒肺炎隔离病房设置与管理

一、新冠肺炎隔离病房布局

新冠肺炎隔离病房应当位于院内相对独立、能设置独立出入口的区域,布局应符合《传染病医院建筑设计规范》(GB 50849—2014)。应当遵照控制传染源、切断传播途径、保护易感人群的基本原则,满足新冠肺炎患者收治的医疗护理流程要求,满足机电使用基本要求。

(一)平面布置

实施"三区两通道"管理,应明确分出清洁区、潜在污染区和污染区,患者通道和工作人员专用通道标识醒目。三区之间应有明显的区域分界,按要求设立缓冲间或缓冲带,医务人员及患者应分别使用不同通道出入。

1.清洁区。在隔离病区一端设有医务人员出入口(或称通道)、医务人员更衣室、卫生间、淋浴间、清洁库房等,可设休息室、值班室。有条件的,可设置专家会诊室和监控观察室。

2.潜在污染区。该区可设医护办公室、治疗准备室及库房等,医护走廊及防护用品穿脱均位于此区。有条件的,分开设置防护用品的穿戴和脱卸区域;可采用同一走道的两个相邻房间,靠近清洁区的一间用于穿戴防护用品,接近污染区的用于脱卸防护用品;也可以分设两个通道,将防护用品的穿戴和脱卸完全分开。条件不具备的,可在同一区域进行穿脱,穿戴靠近清洁区,脱卸靠近污染区,注意穿脱操作不可同时进行。穿脱区域均设穿衣镜。

3.污染区。由于呼吸道传播疾病对传染源的控制要求,不建议加设患者通道走廊,可设各病房独立阳台;有患者通道走廊的要加强轻症患者管理,患者原则上在房间内活动。应设污物间,收纳所有医疗废物。有条件的,污物间可设对外通道,减少医疗废物运输过程对医疗环境造成的影响;没有条件的,按照新冠肺炎医疗废物收集要求出病房加套黄色垃圾袋,鹅颈式密闭,专桶存放,专人定时收集,从患者出入口运出。可设保洁间,存放及清洗消毒保洁用品。

4.患者通道。设有患者专用通道,有地标与工作人员指引。一旦确诊患者,将通过最短路径、隔离通道,由专人护送至隔离病房。

5.工作人员专用通道。设有工作人员专用通道,设有门禁,从源头防止患者误入工作人员通道。

(二)病区布置

1.每个病区床位以32~42张床为宜。

2.各病区应设一床间、二床间或多床间。设置时应符合下列要求:

(1)病床的排列应平行于有采光窗的墙面,单排不宜超过3床,双排不宜超过6床。

(2)平行的两床通道净距离不应小于0.8 m,靠墙病床床沿与墙面的净距离不应小于0.6 m。

(3)单排病床通道净宽不应小于1.1 m,双排病床(床端)通道净宽不应小于1.4 m。

(4)可设单人间(≥15 m²)、双人间及三人间(床间距≥1.5 m)病房。

3.所有病房内设卫生间,卫生间内应设大便器、淋浴器、脸盆等基本设施,大便器旁侧墙上空应设输液袋挂钩和无障碍扶手,应设报警按钮,配备淋浴器的宜设座凳。

二、新冠肺炎隔离病房环境管理

新冠肺炎隔离病房的通风换气和供水系统应分区独立,物体表面应每日消毒,污物、污水的处理应符合传染性医疗垃圾的处理标准,以最大限度地控制传染源、切断传播途径。

(一)通风换气

可选择开窗通风、空气消毒机或紫外线进行消毒。

1.污染区和潜在污染区应以自然通风和(或)机械通风为主,集中空调通风系统,开启空气净化消毒装置。有条件时空调机组可设置亚高效过滤器以上等级的洁净空调系统,可在回风过滤器、表冷器附近安装紫外线消毒灯。

2.清洁区等小空间可采取机械通风方式或自然通风。

3.机械送风、排风系统应当按清洁区、潜在污染区和污染区分区设置独立系统。空气压力应当从清洁区、潜在污染区至污染区依次降低。排风机应当设在排风管路末端,排风系统的排出口不应临近人员活动区,排气宜高空排放,排风系统的排出口、污水通气管与送风系统取风口不宜设置在建筑同一侧,且应当保持安全距离。

(二)供水

隔离病区冷热水系统应采用断流水箱或增设减压型倒流防止器;每个病区应单独设置饮用水供应点,供水点应足额提供冷水、开水。生活用水水质应符合《生活饮用水卫生标准》(GB 5749—2006)的要求。

(三)物表、空气、地面消毒处理

相关内容详见第三章第四节第一部分新冠肺炎隔离病房环境清洁消毒工作流程。

（四）污物处理

使用专用容器进行收集，容器外套双层黄色医疗垃圾袋，收集后作为感染性医疗废物进行处理。

（五）污水处理

1. 排水系统应满足《传染病医院建筑设计规范》(GB 50849—2014) 规定的二级生化处理，不能满足规定时，应当采用强化消毒处理工艺，并符合相关规定。

2. 排水管上的通气管口必须设高效过滤器或其他可靠的消毒设备，同时应保持通气口四周的通风良好。排水管上的通气管口不得接入空调通风系统排风管道。

三、新冠肺炎隔离病房药品管理

新冠肺炎隔离病房具有工作量大、涉及内容广、药品数量多等特点。药品管理是病房管理的关键环节，是医疗护理质量与安全的重要保障。

（一）药品储存

1. 了解新冠肺炎治疗常用药品、特殊药品的储存要求，并规范储存。

2. 在潜在污染区设专门的药品储存场所，配备满足药品储存要求的专柜和必要设备，并由潜在污染区的护士统一管理。

3. 病区药品按需分类分区放置，如内服药、外用药、注射药、高警示药品、镇静镇痛药品等，标识明确。

4. 同一药品按照失效期由近到远的顺序摆放，有效期在 6 个月、3 个月、1 个月内的药品分别用绿色、黄色、红色标识标注。

5. 急救药品做到"五定"，统一放置于急救车内的同一层抽屉，定品种、数量，定专人保管，每班清点交接，用后及时补充。急救车定点放置，急救车上方摆放平面图，便于医护人员快速取药，定期消毒灭菌，定期检查维修。

6. 高警示药品必须专柜放置，不得与其他药品混合存放，粘贴高警示药品标识。

7. 麻醉药品和第一类精神药品必须粘贴清楚醒目的麻精药品标识，严格实施"五专"管理，即专人保管、专柜加锁、专用账册、专册登记、专用处方。每班清点交接药品的名称、规格、数量、批号，做到账物相符，交接班护士签名确认。

8. 需冷藏药品放入冰箱，每日查看温度是否符合储存要求。

9. 患者的药品应注明床号、姓名，单独储存，专药专用。标签不清、过期、变色、混浊、破损的药品均不得使用。

(二)药品使用

1. 了解新冠肺炎治疗常用药物作用、使用方法、注意事项及不良反应。

2. 遵医嘱规范、合理用药。所有药品由潜在污染区护士统一配置，由污染区护士利用电子医嘱及护士的移动手持终端设备给药。

3. 中药煎制完成后实施信息化管理，汤剂包上粘贴统一标识，包括患者及药品等相关信息。

4. 护士床边给药时，使用手持终端设备扫描药物标签及患者腕带。

5. 对高警示药品、麻醉药品和第一类精神药品，床边双人/双重扫描核对后才能使用。

6. 使用后的麻醉药品注射剂须保留安瓿，贴剂须保存外包装袋，并在专设的登记手册上记录空安瓿、外包装袋的患者姓名，上交日期，药品名称、规格、数量和批号。

7. 加强特殊药品(高警示药品、镇静镇痛药品)用药后监测，包括实验室检查、患者的临床症状和体征，加强巡视，出现异常及时报告医师配合处理，及时进行护理记录。

第二节　新型冠状病毒肺炎重症病房设置与管理

一、新冠肺炎重症病房布局

新冠肺炎重症病房的布局应当在新冠肺炎隔离病房布局的基础上增加负压病房设置。严格实施医患分区,结合卫生安全等级分为清洁区、潜在污染区和污染区,相邻区域之间应当设置相应的卫生通道或缓冲间。

(一)三区两通道

相关内容详见第三章第一节第一部分新冠肺炎隔离病房布局。

(二)床位要求

1.负压隔离病房内病床的排列宜平行于有采光窗的墙面。

2.负压隔离病房应采用单人病房,每间病房应设独立缓冲间。

3.负压隔离病房内病床与平行墙面的净距离不宜小于1.2 m,病床通道净宽不宜小于1.4 m。

(三)负压病房设置

1.应当满足《医院负压隔离病房环境控制要求》(GB/T 35428—2017)和《负压隔离病房建设配置基本要求》(DB 11/663—2009),设双门互锁的缓冲间及传递窗,该缓冲间为潜在污染区,也可以作为防护用品穿脱区域。

2.应采用全新风直流式空调系统,送风口应当设在医护人员常规站位的顶棚处,排风口应当设在与送风口相对的床头下侧。相邻相通不同污染等级房间的压差(负压)不小于5 Pa,负压程度由高到低依次为病房卫生间、病房房间、缓冲间和潜在污染区(医护人员通道)。有压差的区域,应在外侧人员目视区域设置微压差计,并标注明显的安全压差范围指示。可根据需要设置房间加湿器,保证房间湿度。

3.条件允许的情况下,病房内应设置患者视频监视系统,实现语音或视频双向通讯,便于护士站远程视频监控。设备安装应便于观察和操作,主机应设在护士站,医护对讲设备应易于消毒。

二、新冠肺炎重症病房仪器设备管理

重症监护病房基本仪器设备是完成生命支持和重要器官功能保护的重要条件,因此,正确规范管理仪器设备,在维护新冠肺炎重症患者的生命功能中起到举足轻重的作用。

(一)基本仪器设备配置

1.急救物品及药品。配备一定数量的急救车及急救药品、氧气筒及配套装置、可视化喉镜、气管插管用物、除颤仪、心电监护仪、心电图机、有创呼吸机、无创呼吸机、经鼻高流量氧疗仪、纤维支气管镜、便携式负压吸引器、输液泵、注射泵、肠内营养泵、ECMO、CRRT、活化凝血时间测定仪、床旁彩色便携式超声仪、血气分析仪等。

2.消毒设备,如空气消毒机、床单位消毒机、空气净化器、喷壶等。

3.气体及负压设备。准备足够压力的壁氧系统和压缩空气系统。

4.其他设备,如冰箱、治疗车、平车、轮椅等。

(二)仪器设备管理制度

1.定点放置。急救物品放在易取放的位置,并定点放置、标识明显,同类仪器进行编号管理。

2.定人保管。各抢救仪器由专人负责保管,所有护理人员均应掌握所有监护、抢救仪器的使用方法和常见故障排除措施。

3.定期检查。每班专人清点记录,开机检查保持性能良好呈备用状态。

4.定期消毒。污染区的仪器未经消毒处理不得出区(相关内容详见第三章第四节第一部分新冠肺炎隔离病房环境清洁消毒工作流程)。

5.做好仪器运行和维修记录。若仪器使用中突然出现故障,应立即更换,通知设备科维修,放置仪器故障标识,已坏或有故障的仪器不得出现在仪器柜内。

6.贵重及抢救仪器原则上不外借,因特殊情况外借,需经护士长同意并签字,借出及归还时需双方当场确认仪器的性能正常。

7.应制定各种仪器、设备使用过程中可能出现的意外情况的应急预案。

8.定期进行仪器使用及常见故障排除流程的培训与演练。

三、新冠肺炎重症病房人力资源管理

新冠肺炎重症患者病情变化迅速,治疗复杂,护理难度大,对护理人员技术要求高,需科学合理地做好重症护理人力资源管理及动态调配工作。

（一）人力配置

1.人员组成。新冠肺炎重症护理病房护理人员包括:①重症医学科、呼吸与危重症科、感染科的护士和护士长;②护理人力资源库中具备重症医学科、呼吸与危重症科轮转及急危重症技能培训经历或具备抗疫经验的护士。

2.配置比例。按照床护比1∶6配置护理人力资源。

3.岗位设置。包括护士长、办公室护士、责任护士、治疗护士、感控护士、总务护士和机动护士。

4.岗前培训。所有成员入岗前均需接受新冠肺炎知识、感染控制知识和重症护理技能的紧急强化培训。

（二）调配原则

1. 满足临床需求原则。根据患者总数及危重程度、护理工作量等情况进行综合调配,保障护理质量和护理安全。

2. 优化组合原则。排班时按照护士的专业、能力、年资、职称等结构特征进行合理配比分组。

3. 动态调整原则。由护理部统一管理,根据患者数量、病情程度及护理人员身心状况进行动态调配。

（三）排班模式

1. 班次设置。每天设置 6 班,每班 4 h,分别为 8:00～12:00、12:00～16:00、16:00～20:00、20:00～24:00、00:00～04:00 和 04:00～08:00。各医院可根据实际情况进行调整。

2. 班次成员。护士长或指定负责人、办公室护士、治疗护士、感染控制(即感控)护士、总务护士和机动护士各 1 名,责任护士人数按照与实际患者人数 1:(2～4)的比例配置,进行动态调配。

3. 工作职责。每个班次中,护士长负责统筹协调;办公室护士负责医嘱处理和出入院管理,协助护士长做好护理质量控制;治疗护士负责药品管理和配制;感控护士负责督查医护人员防护装备穿脱及病区消毒隔离工作;总务护士负责物资的领取、协调和保管;责任护士负责分管患者的治疗和护理;机动护士的工作由当班护士长按需调配。

（四）健康管理

1. 建立"新冠肺炎重症护理人员健康监测表",护理人员每日测体温 2 次,并自报有无呼吸道症状及其他不适,如有异常立即暂停工作,按流程上报并及时处理。医院定期为医务人员免费进行胸部 CT 检查及核酸检测等医疗保健服务。

2. 医院统一为护理人员安排食宿,护理部人文关怀组随时关注他们的心理状态,并负责解决其生活和家庭需求,酌情定期安排轮休,确保他们的身心健康和持续战斗力。

第三节　新型冠状病毒肺炎隔离病房工作制度

一、新冠肺炎隔离病房感染管理制度

1. 认真贯彻执行《中华人民共和国传染病防治法》《关于进一步加强医疗机构感染预防与控制工作的通知》(国卫办医函〔2019〕480号)、《关于印发新型冠状病毒肺炎诊疗方案(试行第七版)的通知》(国卫办医函〔2020〕184号)以及《医院感染管理办法》的有关规定,根据医院感染管理工作要求,结合新冠肺炎病原学特点及隔离病房医院感染防控工作特点,制定隔离病房感染管理方案,并组织实施。

2. 成立新冠肺炎隔离病房医院感染管理小组,科主任和护士长为第一责任人,配备医院感染监控医生和监控护士各1名,负责病区医院感染相关工作的落实,科主任和护士长负责督查指导。

3. 充分发挥医院感染管理小组成员职责,定期或不定期地对本科室医院感染工作进行检查,及时发现存在的问题和薄弱环节,制定改进措施,实现医院感染管理质量的持续改进。

4. 制定并完善新冠肺炎隔离病房医院感染工作上报流程及突发事件应急管理程序。

5. 开展医务人员新冠肺炎医院感染防控知识培训,使医务人员熟练掌握新冠肺炎的防控知识、方法与技能。

6. 严格执行医务人员消毒、隔离和防护工作规范。

(1)配备符合要求、数量合适的医务人员防护用品,确保医务人员个人防护到位。防护用品专人管理,定点放置,按需配发,签字领取。

(2)在严格落实标准预防的基础上,强化接触传播、飞沫传播和空气传播的感染防控。

(3)正确执行手卫生是感染防控的关键措施。

7.做好新冠肺炎患者管理工作。

(1)建立并完善患者出入院管理流程,规范采取隔离或者控制传播措施,并按照规定对患者的陪同人员和其他密切接触人员采取医学观察及其他必要的预防措施。

(2)加强患者新型冠状病毒防护知识教育,指导其正确洗手、咳嗽等。

(3)新冠肺炎隔离病房不得收治其他患者,要求患者住院期间佩戴医用外科口罩(病情允许下)。

(4)严格探视制度,隔离病房患者原则上不留陪护。患者不得串门和私自外出,允许使用通讯设备与外界沟通联系,禁止探视。

8.严格落实隔离病房消毒隔离措施。

(1)病区布局和工作流程应当符合《医院隔离技术规范》等有关要求,将病区分为清洁区、潜在污染区和污染区,遵循"三区两通道"原则,设立缓冲间。各区之间界线清楚,标识醒目。各类人员须遵循规定路线出入,严禁无关人员出入。

(2)严格执行《医疗机构消毒技术规范》,做好诊疗环境(空气、物体表面、地面等)、医疗器械、患者用物等的清洁消毒,严格按规定处理患者呼吸道分泌物、排泄物和呕吐物。

(3)按照《医院空气净化管理规范》规定,进行空气净化。病区加强通风,隔离病区不得使用空调系统。必要时,可采用空气消毒机进行空气消毒。

(4)严格终末消毒。患者出院、转院、死亡后进行病房空气、物体表面及地面的消毒,确保终末消毒后的场所及其中的各种物品不再有病原体的存在。

(5)病区消毒隔离工作做到有迹可循,按要求规范实施并填写消毒剂浓度监测登记表、紫外线消毒登记本、空气消毒登记本等。

9. 对于新冠肺炎合并细菌感染患者,严格遵照《抗菌药物临床应用指导原则》等有关规定,规范抗菌药物临床使用。

10. 加强医院感染监测,如医院感染病例监测、消毒灭菌效果监测、医院感染病原体及其耐药性监测、环境卫生学监测等,并按时对监测结果进行上报、整理、汇总和分析。

11. 医疗废弃物处理。按照《医疗废物管理条例》及《医疗卫生机构医疗废物管理办法》的规定对医疗废物进行有效管理,医疗废物每个包装袋、利器盒应当系有或粘贴"新型冠状病毒肺炎"(或者简写为"新冠")的标签,按要求规范填写医疗废物登记本。

二、新冠肺炎隔离病房医护人员防护制度

1. 认真贯彻执行《医疗机构内新型冠状病毒感染预防与控制技术指南(第一版)》以及《医院隔离技术规范》的有关规定,做好医护人员防护工作,预防和减少医护人员的感染,切实维护医护人员健康权益。

2. 全面落实标准预防措施。做好病房的通风管理,严格执行《医务人员手卫生规范》要求,佩戴医用外科口罩/医用防护口罩,必要时戴乳胶手套。

3. 组织医护人员个人防护知识培训,增强医护人员的防护意识,提高医护人员的防护技能。

4. 落实医护人员科学防护措施。

(1)工作人员掌握不同区域防护级别,并在相应限定区域内活动,不得跨区活动(如着防护服到清洁区)。根据诊疗操作的风险程度,正确合理使用符合国家有关标准的防护用品。

(2)根据《医院隔离技术规范》,做好飞沫隔离、接触隔离和空气隔离防护措施。

(3)制定穿脱防护用品的流程,配备熟练掌握感染防控技术的人员,严格督导医护人员防护用品的穿脱。

(4)严格执行锐器伤防范措施,使用后的锐器应按要求放入防渗漏

锐器盒,防止刺伤的发生。

(5)使用后的医疗器械、器具应当按照《医疗机构消毒技术规范》要求进行清洁与消毒。

5.科学合理进行护理人力资源管理,按照疫情特点,动态调配,保障医护人员合理休息,不带病上岗。

6.采取有效措施降低医护人员防护用具相关性压力性损伤和职业性接触性皮炎的风险。

7.医护人员若发生新冠肺炎职业暴露,应立即隔离,同时立即上报上级管理部门和医院感染管理科。按照职业暴露应急预案及医院感染管理科指导意见进行进一步处理。

三、新冠肺炎隔离病房医护人员值班交接班制度

1.值班人员必须坚守岗位,履行职责,保证各项治疗护理工作准确及时进行。

2.值班者不得自行换班,接班者提前30 min到病区,落实岗位职责,知晓各个工作区域功能、流程并执行,按规范流程做好自身防护。

3.值班者必须在交班前完成本班的各项工作,书写交班报告及各项护理记录,处理用过的物品,遇到特殊情况时必须详细交班。

4.白班应为夜班做好准备,如防护用品、抢救物品及抢救药物、常用物品和器械等,以便夜班能顺利地工作。

5.交接班中如发现病情、治疗、器械物品交代不清应立即查问,接班时发现问题应由交班者负责,接班后再发现问题应由接班者自行负责。

6.交班报告要求字迹整齐、清晰,内容简明扼要,有连贯性,运用医学术语。重点交代急危重症患者、新入院患者、诊治情况等。

7.交接班时要求做到:交班本上要写清,口头交代要讲清,患者床头要看清,交代清楚后方可下班(各班均应床头、口头及书面交班),责任护士要交清所分管的患者情况。

8.规范交接班内容与重点。交班内容如下:

(1)住院患者总数,出入院、转科、死亡、危重人数,新患者、危重抢救患者、高风险患者(压力性损伤、跌倒、坠床、深静脉血栓、自伤、认知障碍)、有特殊检查处置患者的病情变化及有思想情绪波动的患者。

(2)医嘱执行情况、重症护理记录、动脉血气及咽拭子采集、新型冠状病毒核酸检验及各种处置完成情况,使用仪器的工作状态及参数,对尚未完成需下一班继续完成的工作应向接班者交代清楚。

(3)基础护理完成情况。

(4)专科护理完成情况。

(5)常备急救、贵重药品,物品、器械等的数量及效能,应详细交接班并签名。

(6)各项措施和各项制度落实的情况。

四、新冠肺炎隔离病房患者管理制度

(一)入院管理

1.在专人引导下按照医院指定的路线和流程进入隔离病区。

2.正确佩戴一次性医用外科口罩。

3.个人物品需集中消毒处理,定点存放,统一保管。

(二)住院管理

1.自觉遵守医院规章制度,详细了解住院须知,在医护人员指导和安排下,配合治疗和护理。

2.遵循新冠肺炎隔离病房感染管理制度要求,患者活动限制在污染区域内,不得进入潜在污染区和清洁区,不设陪客。

3.保持病室环境安静整洁,不在室内吸烟和喧哗,正确咳嗽咳痰,注意手卫生,产生的呕吐物、排泄物、分泌物等按新冠肺炎医疗废物处理要求规范处置。

4.不私自请医生会诊,不私自用药,不自行调节各种医用设备,对诊疗有异议者,应及时向主管医生或主管护士进行咨询。

5.需转运或外出检查时,遵循防护要求,防止造成交叉感染。

6.住院期间的饮食,由膳食科根据医生医嘱提供,专人配送。

(三)出院管理

1.患者接到出院通知后,由护理人员协助办理出院手续,及时离院。

2.出院后应进行14天的隔离管理和健康状况监测,注意手卫生,勤通风。

3.出院第2周、第4周遵医嘱进行随访、复诊。

五、新冠肺炎隔离病房患者抢救工作制度

1.护理人员应以救死扶伤的精神、高度的责任心和同情心,及时、准确、敏捷地配合医生做好新冠肺炎患者的抢救工作,严格执行各项规章制度和技术操作规程。

2.急危重症患者的抢救工作由科主任全面负责组织并主持,护士长负责组织护理人员配合抢救。参加抢救的医护人员必须明确分工,紧密合作,各司其职,坚守岗位,服从主持抢救者的统一指挥。

3.各级护理人员应积极参加新冠肺炎相关知识、防控技术和急危重症护理技能培训,熟练掌握危重患者抢救知识和技能。

4.急救仪器和设备应保持性能完好,抢救药品应齐全,做到"五定":定数量品种,定点安置,定专人管理,定期消毒灭菌,定期检查维修。严格交接班,护士长定期检查。

5.进行可能发生患者血液、体液、分泌物喷溅等高风险护理工作时,严格执行三级防护要求。

6.参加抢救工作的护理人员应在护士长领导下,执行主持抢救者的医嘱,严密观察病情变化,随时将医嘱执行情况和病情变化报告主持抢救者,并做好各项抢救记录。

7.严格执行医嘱查对制度,执行口头医嘱时需复述一遍,核对无误

后及时准确执行。抢救完毕由医生及时补开医嘱,护士注明执行时间并签名。保留使用过的安瓿等药瓶,经查对无误后方可丢弃。

8.抢救结束后,认真核对医嘱并做好患者护理记录,如需补充抢救记录,必须在 6 h 内完成;按规定清点、整理药品和物品,及时补充,完好备用。

六、新冠肺炎隔离病房医疗废物管理制度

1.落实隔离病房医疗废物管理主体责任。

(1)高度重视新冠肺炎疫情期间医疗废物管理,切实落实主体责任。科主任和护士长是医疗废物管理的第一责任人,产生医疗废物的操作人员是直接责任人。

(2)加强后勤服务人员的管理,组织开展培训,督促其掌握医疗废物管理的基本要求,切实履行职责。

(3)加大环境卫生整治力度,及时处理产生的医疗废物,避免各种废弃物堆积,努力创造健康卫生环境。

2.加强医疗废物的分类收集。

(1)明确分类收集范围。隔离病房在诊疗新冠肺炎患者及疑似患者过程中产生的废弃物,包括医疗废物和生活垃圾,均应当按照医疗废物进行分类收集。

(2)规范包装容器:①医疗废物专用包装袋、利器盒的外表面应当有警示标识,在盛装医疗废物前,应当进行认真检查,确保其无破损、无渗漏;②医疗废物收集桶应为脚踏式并带盖。

(3)做好安全收集:①医疗废物达到包装袋或者利器盒的 3/4 容积时,应当有效封口,确保封口严密;②使用双层包装袋盛装医疗废物,采用鹅颈结式封口,分层封扎;③按照医疗废物类别及时分类收集,确保人员安全,控制感染风险;④盛装医疗废物的包装袋和利器盒的外表面被感染性废物污染时,应当增加一层包装袋;⑤分类收集使用后的一次性隔离衣、防护服等物品时,严禁挤压;⑥每个包装袋、利器盒应当系有或

粘贴中文标签,标签内容包括医疗废物产生单位、产生部门、产生日期和类别,并在特别说明中标注"新型冠状病毒肺炎"或者简写为"新冠"。

(4)分区域进行处理。隔离病房潜在污染区和污染区产生的医疗废物,在离开污染区前应当对包装袋表面采用 1000 mg/L 含氯消毒液喷洒消毒(注意喷洒均匀),或在其外面加套一层医疗废物包装袋;清洁区产生的医疗废物按照常规的医疗废物处置。

(5)做好病原标本处理。医疗废物中含病原体的标本和相关保存液等高危险废物,应当在产生地点进行压力蒸汽灭菌或者化学消毒处理,然后按照感染性废物收集处理。

(6)严格排泄物处理。隔离病房的患者产生的呕吐物、痰液、粪便等排泄物应有专门容器收集,按照国家规定严格消毒,达到国家规定的排放标准后方可排入污水处理系统。

3. 加强医疗废物的运送贮存。

(1)安全运送管理:①在运送医疗废物前,应当检查包装袋或者利器盒的标识、标签以及封口是否符合要求;②工作人员在运送医疗废物时,应当防止造成医疗废物专用包装袋和利器盒的破损,防止医疗废物直接接触身体,避免医疗废物泄漏和扩散;③每天运送结束后,对运送工具进行清洁和消毒(含氯消毒液浓度为 1000 mg/L),运送工具被感染性医疗废物污染时,应当及时消毒处理。

(2)规范贮存交接:①医疗废物暂存处应当有严密的封闭措施,设有工作人员进行管理,防止非工作人员接触医疗废物;②医疗废物宜在暂存处单独设置区域存放,尽快交由医疗废物处置部门进行处置;③用 1000 mg/L 含氯消毒液对医疗废物暂存处地面进行消毒,每天 2 次;④医疗废物产生部门、运送人员、暂存处工作人员以及医疗废物处置单位转运人员之间,要逐层登记交接,并说明其来源于新冠肺炎患者或疑似患者。

(3)做好转移登记。严格执行危险废物转移联单管理,对医疗废物进行登记。登记内容包括医疗废物的来源、种类、重量或者数量、交接时间、最终去向以及经办人姓名,特别注明"新型冠状病毒肺炎"或"新冠",登记资料保存 3 年。

七、新冠肺炎隔离病房护理质量控制制度

1. 在医院护理质量管理委员会的领导下,成立新冠肺炎隔离病房科室护理质量管理小组,由护士长担任组长,由经验丰富的骨干护士担任质控护士,负责病区护理质量管理相关工作。

2. 根据卫生主管部门颁发的相关文件,制定《新冠肺炎护理质量检查标准》,并定期修订。

3. 护理质量检查常态化。护士长和质控护士按照《新冠肺炎护理质量检查标准》对每班次护理工作情况进行质量督查。重点检查医护人员个人防护、病区消毒隔离、患者管理、临床护理落实、医疗废物处置等,对存在的问题及时记录、反馈,督促整改。对出现频率较高的问题,及时组织专题讨论或培训。

4. 科学合理进行护理人力资源管理,体现能级对应,按照疫情特点,动态调配,保障护理工作高效性和安全性。

5. 加强护理人员新冠肺炎知识、院感防控知识、专科护理知识及相关技能的培训和考核,提升护理人员公共卫生事件应对能力及临床护理服务质量。

6. 按照新冠肺炎隔离病房感染管理制度要求,切实做好消毒隔离工作。

7. 认真落实患者安全管理目标,加强护理安全管理。

8. 遵循护理文书书写规范,及时准确完成护理记录,客观反映患者病情特点及动态变化。

9. 加强护理风险环节管理。制定患者人工气道意外脱管、心跳呼吸骤停、呼吸机故障等的护理应急预案,并积极做好防范措施。一旦发生护理不良事件,应在第一时间妥善处理并按要求上报,同时组织科室护理人员认真分析原因,排查隐患,制定整改措施,改进护理质量。

第四节　新型冠状病毒肺炎隔离病房工作流程

一、新冠肺炎隔离病房环境清洁消毒工作流程

(一)定时消毒

1. 空气。

(1)应通风良好,每日 6 次开窗通风,每次 1 h,必要时加机械通风。采用机械通风时应控制气流方向由清洁侧向污染侧。

(2)空气消毒机或紫外线灯照射消毒,每日≥4 次,每次 1 h。空气消毒机按使用说明进行维护;紫外线灯管用 75％乙醇擦拭消毒并登记,每周 2 次。

2. 地面。用 500～1000 mg/L 含氯消毒剂湿式拖地,作用 30 min,每日 6 次。

3. 墙面。用 500～1000 mg/L 含氯消毒剂喷洒消毒,每日 6 次。

4. 物体表面。

(1)耐腐蚀的物体表面,如床栏、床头柜、传递窗、办公桌椅、诊疗设施、门、门把手等,用 500～1000 mg/L 含氯消毒剂擦拭消毒,每日 6 次。

(2)不耐腐蚀的物体表面,如电脑、鼠标、键盘、电话按键、诊疗设施等,用 75％乙醇擦拭,或用一次性使用消毒湿巾擦拭;听诊器、血压计袖带用 75％乙醇擦拭消毒,每日 6 次。

(3)重复使用的防护用品,如护目镜、防护面罩等,使用 500～1000 mg/L 含氯消毒剂浸泡消毒 30 min 后,再用清水洗净、晾干,用双层密闭袋封装,密封袋外标注"新冠肺炎隔离病房"字样,送至消毒供应中心集中处理。

(二)随时消毒

1.任何区域的墙面、地面等被血液、体液污染。先用吸湿材料去除污染物,再对污染区域实施有序的清洁、消毒,或用含过氧乙酸的应急处理包直接覆盖、包裹污染物,作用 30 min。

2.任何区域的墙面、地面等被呕吐物、分泌物或排泄物污染。若为少量(<10 mL)污染,可用抹布蘸取 5000～10000 mg/L 含氯消毒剂,或用能达到高水平消毒效果的消毒湿巾小心去除,也可用含过氧乙酸的应急处置包直接覆盖、包裹污染物,作用 30 min 后去除。若为大量(>10 mL) 污染,可使用含吸水成分的消毒粉或漂白粉完全覆盖;或用一次性吸水材料完全覆盖,再用足量的 10000～20000 mg/L 含氯消毒液浇在吸水材料上,作用 30 min 以上;也可用能达到高水平消毒效果的消毒湿巾,小心清除干净。

(三)终末消毒

1.污染区、潜在污染区。

(1)空气。应在无人状态下进行室内空气消毒。采用 0.5%～1.0%(5000～10000 mg/L) 过氧乙酸水溶液(1 g/m³)或二氧化氯(10～20 mg/m³),加热蒸发或加激活剂;或采用臭氧(20 mg/m³)熏蒸消毒。消毒前应关闭门窗。消毒完毕,打开门窗彻底通风。

(2)地面。用 500～1000 mg/L 含氯消毒剂湿式拖地,作用 30 min。

(3)墙面。用 500～1000 mg/L 含氯消毒剂喷洒消毒。

(4)物体表面。①耐腐蚀的物体表面,如床栏、床头柜、传递窗、办公桌椅、诊疗设施、门、门把手等,用 500～1000 mg/L 含氯消毒剂擦拭消毒。②不耐腐蚀的物体表面,如电脑、鼠标、键盘、电话按键、呼吸机、心电图机、监护仪、除颤仪、输液泵等,用 75%乙醇擦拭,或用一次性使用消毒湿巾擦拭;听诊器、血压计袖带用 75%乙醇擦拭消毒。

(5)患者使用过的床单、被套、被褥、病员服及窗帘、隔帘等,采用橘红色可溶包装袋包装密封,做好标识,送洗涤机构按感染性织物消毒清洗处理。

(6)患者个人物品的消毒原则。对低价值的物品,经患者同意后,作为医疗废物处理;对高价值的物品和患者不同意作为医疗废物处理的物品,按照物品的材质,采取相应的消毒方法。

织物(如衣服、袜子等):用含有效氯500～1000 mg/L 的含氯消毒剂浸泡30 min 后用清水洗干净,或置于烈日下暴晒2 h。

行李箱、鞋:硬质材料表面用含有效氯500～1000 mg/L 的含氯消毒剂喷洒处理;布面材料则可用75%乙醇喷至湿润。

笔记本电脑、手机等电子产品:用75%乙醇或一次性使用消毒湿巾擦拭。

纸质材料(例如护照)、文具等物品:用环氧乙烷密闭消毒或紫外线表面照射消毒。

(7)负压病房洁净系统的消毒。按要求更换过滤器,出风口用含1000 mg/L 含氯消毒剂喷雾消毒,作用60 min(如消毒处理后出现损坏,需更换)。

2. 清洁区。

(1)空气。应在无人状态下进行室内空气消毒。采用0.5%～1.0%(5000～10000 mg/L)过氧乙酸水溶液(1 g/m³)或二氧化氯(10～20 mg/m³),加热蒸发或加激活剂;或采用臭氧(20 mg/m³)熏蒸消毒。消毒前应关闭门窗。消毒完毕,打开门窗彻底通风。

(2)地面。用500～1000 mg/L 含氯消毒剂湿式拖地,作用30 min。

(3)墙面。用500～1000 mg/L 含氯消毒剂喷洒消毒。

(4)物体表面。①耐腐蚀的物体表面,如办公桌椅、门、门把手等,用250～500 mg/L 含氯消毒剂擦拭消毒。②不耐腐蚀的物体表面,如电脑、鼠标、键盘、电话按键等,用75%乙醇擦拭,或用一次性使用消毒湿巾擦拭。

(5)复用物品,如工作服,送洗涤机构按感染性织物清洗消毒处理。

（四）注意事项

1.清洁工具处理。拖把、抹布等清洁工具标识清楚，分开使用，使用后用 500 mg/L 含氯消毒剂浸泡 30 min，洗净晾干，分开放置，不得跨区域放置。

2.转运工具处理。平车、轮椅等用 1000 mg/L 含氯消毒剂擦拭消毒，作用 30 min 后用清水擦拭干净。

3.医疗废物处理。所有医疗废物包括生活垃圾均按感染性医疗废物处理，黄色垃圾袋 3/4 满时，及时清理，鹅颈式密封，并规范标识。

二、新冠肺炎隔离病房医务人员穿脱防护用品流程

医用防护用品是指用于保护医务人员避免接触污染的各种屏障用品，包括口罩、隔离衣、护目镜、无菌手套和防护服等。面对新冠肺炎这种新发传染病，在遵循国家相关文件的基础上，结合临床工作开展实际情况，特制定进出隔离病区医用防护用品穿脱流程。

（一）进入隔离病区穿戴防护用品程序

1.医务人员通过员工专用通道进入清洁区，首先洗手或手消毒，然后依次穿戴工作帽、医用外科口罩、手术衣裤、工作服、拖鞋，进入清洁区-潜在污染区缓冲区。

2.在清洁区-潜在污染区缓冲区，先脱工作服，再穿内层鞋套、换球鞋、加戴工作帽、改戴 N95 口罩(进污染区的工作人员)、穿隔离衣、戴内层手套，进入潜在污染区-污染区缓冲区。

3.在潜在污染区-污染区缓冲区，首先洗手或手消毒，然后依次穿戴防护服、戴外层手套、戴医用外科口罩、戴护目镜/面罩、穿外层鞋套，在污染区门口换胶鞋，进入污染区。

（二）离开隔离病区脱防护用品程序

1.医务人员离开污染区前，首先洗手或手消毒，然后依次摘护目镜/

面罩、外层医用外科口罩、解开防护服、脱外层手套、脱胶鞋、脱防护服、脱外层鞋套、摘外层工作帽、穿球鞋,进入污染区-潜在污染区缓冲区(脱每样防护用品均需手消毒)。

2. 在污染区-潜在污染区缓冲区,首先洗手或手消毒,然后依次脱内层手套、脱隔离衣、脱内层鞋套、摘 N95 口罩、摘内层工作帽,进入潜在污染区-清洁区缓冲区(脱每样防护用品均需手消毒)。

3. 在潜在污染区-清洁区缓冲区,首先洗手或手消毒,然后换拖鞋、穿工作服、洗手,进入清洁区(脱每样防护用品均需手消毒)。

4. 在清洁区,首先洗手或手消毒,然后依次脱工作服、脱手术衣裤、洗手、沐浴更衣,并进行口腔、鼻腔及外耳道的清洁。

(三)注意事项

1. 根据防护级别选择符合要求的个人防护用品,穿戴前检查产品型号、有效期和完整性。

2. 穿戴结束,需要对照穿衣镜进行自检或双人互检,检查头发、耳朵是否全部被包裹,护目镜系带松紧是否合适,口罩是否紧密贴合面部,防护服是否严密包裹,有无皮肤暴露。

3. 穿脱过程中应动作轻柔,避免抖动,防止破损和污染。

4. 脱防护用品时,每一步骤均需要严格进行手消毒,避免双手触及防护用品的污染面。

三、新冠肺炎隔离病房潜在污染区护理工作流程

1. 医务人员经体温测量无异常后,提前 30 min 通过工作人员专用通道进入清洁区,按照医务人员进入隔离病区穿戴防护用品程序,穿戴完好进入潜在污染区。

2. 清点防护物品,包括防护服、隔离衣、口罩、护目镜、鞋套、帽子、手套等。

3. 严格交接班,交班内容包括:

(1)住院患者总数,出入院、转科、转院、手术、死亡、危重人数,新患者、危重抢救患者、高风险患者(压力性损伤、跌倒、坠床、深静脉血栓、自伤、认知障碍等)、手术前后或有特殊检查处置患者的病情变化及有思想情绪波动的患者。

(2)医嘱执行情况、病危病重护理记录、重点标本采集及各种处置完成情况,使用仪器的工作状态及参数,对尚未完成需下一班继续完成的工作应交代清楚。

(3)急救药品、贵重药品、备用的仪器设备及常规治疗护理用物等的数量及性能,应详细交接并签名。

4.及时补充潜在污染区的各种物品,如防护物品、常规治疗护理用物等,并定期检查维修备用的仪器设备。

5.完成污染区各项治疗的前期准备工作,双份打印次日口服药单、注射单、输液单、雾化处置治疗单等。

6.遵照新冠隔离病房消毒隔离制度和流程的要求,对潜在污染区进行清洁、消毒。

7.检查并整理当日各种治疗单的执行情况及执行时间,下班前督促污染区护理人员在治疗单上正确签名。

8.正确处理医疗废物。黄色垃圾袋3/4满时,应及时清理,鹅颈式密封,并规范标识。

9.医务人员下班前再次测量体温,并登记。

10.下班按照医务人员脱防护用品流程规范脱去防护用品,进入清洁区,进行个人卫生处置。

四、新冠肺炎隔离病房污染区护理工作流程

1.医务人员经体温测量无异常后,提前30 min通过员工专用通道进入清洁区,按照医务人员穿防护用品流程,规范穿好防护用品进入污染区。

2.清点仪器、物品,严格床边交接班,交班内容包括:

(1)住院患者总数,出入院、转科、转院、手术、死亡、危重人数,新患

者、危重抢救患者、高风险患者(压力性损伤、跌倒、坠床、深静脉血栓、自伤、认知障碍等)、手术前后或有特殊检查处置患者的病情变化及有思想情绪波动的患者。

(2)医嘱执行情况、病危病重护理记录、重点标本采集及各种处置完成情况,使用仪器的工作状态及参数,对尚未完成需下一班继续完成的工作应交代清楚。

(3)急救药品、贵重药品、备用的仪器设备及常规治疗护理用物等的数量及性能,应详细交接并签名。

(4)查看患者伤口、各种导管固定和引流情况、输液情况、基础护理完成情况及压力性损伤高风险患者皮肤情况。

(5)查看病房是否达到整齐、清洁、安静、舒适的要求,患者各项防护措施是否落实,病室清洁消毒措施是否落实,垃圾处理是否规范。

3. 补充污染区的各种物品,如速干手消毒剂、大型输液等。

4. 完成本班各项治疗、护理工作,如执行口服给药、静脉用药、雾化吸入用药等;按医嘱测量生命体征;密切观察病情变化、药物疗效及不良反应;完成基础护理、专科护理及协助生活护理。如遇病情变化,及时向值班医师反映并遵医嘱处理。

5. 遵照新冠肺炎隔离病房消毒隔离制度和流程的要求,对污染区进行清洁、消毒。

6. 及时将患者生命体征、病情变化及各项治疗情况等内容录入护理记录单,并记入交班报告本,下班前再次核对录入情况。

7. 检查并整理当日污染区的静脉输液单、口服药单、注射单等各种治疗单执行情况;下班前在潜在污染区相应的治疗单上正确签名。

8. 正确处理医疗废物。黄色垃圾袋3/4满时,应及时清理,鹅颈式密封,并规范标识。

9. 医务人员在下班前再次测量体温并登记,体温异常时及时就诊。

10. 下班按照医务人员脱防护用品流程规范脱去防护用品,进入清洁区,进行个人卫生处置。

五、新冠肺炎隔离病房患者入院流程

1. 接到医务处入院通知,隔离病区立即做好迎接新患者的准备工作。主班护士根据患者病情安排床位,通知责任医生开具入院许可证。

2. 清洁区护士携带患者身份证、入院登记证、医保卡等资料去病员管理科办理入院相关手续。

3. 患者由专人护送,经新冠肺炎患者专用通道进入新冠肺炎隔离病房,妥善安置。

4. 危重患者应安置在重症监护室,配合医生作紧急处理,并及时完善护理记录。

5. 指导患者正确佩戴医用外科口罩或医用防护口罩。

6. 协助患者更换病员服,患者个人物品及衣物经消毒处理后,存放于储物柜。

7. 通知责任医生诊查患者,必要时协助医生为患者进行检查和治疗。

8. 评估患者疫区生活史、既往史、治疗史、流行病史、合并症等病史资料;患者年龄、性别、职业、文化程度等一般资料;评估患者病情、意识状态、乏力、咳嗽、咳痰、胸闷、气促、腹泻等临床症状;评估患者心理状态、对疾病的情绪反应、认知改变和防护依从性、需求与合作程度等应激反应。

9. 责任护士测量患者体温、脉搏、呼吸、血压、体重、血氧饱和度等。

10. 根据住院患者首次护理评估单收集患者的健康资料,填写住院病历和有关护理表格,及时完善各种护理记录单和风险评估单,根据评估结果及病情,落实各项护理措施并及时记录。

11. 责任护士向患者介绍病室环境、医院相关制度、消毒隔离要求及重要性等,并告之不允许擅自离开病房,不设陪客,不得探视。

12. 根据医嘱完成各项治疗检查,指导常规标本的留取方法、时间及注意事项。

13. 联系营养室为患者准备膳食,强调使用一次性餐具。

14. 根据患者病情及生活自理能力实施分级护理。

六、新冠肺炎隔离病房重症患者转运流程

(一)转运前准备

1. 配合医生评估患者外出的转运条件、必要性和风险。根据患者的病情及临床实践等情况,从患者的生命体征、意识状态、呼吸支持、循环支持、临床分型及转运时间六方面进行评估,确定转运的分级(表 3-1)。

表 3-1　新冠肺炎患者院内转运分级标准

评估项目	转运分级		
	Ⅰ级	Ⅱ级	Ⅲ级
生命体征情况	在生命支持条件下,生命体征不平稳	在生命支持条件下,生命体征相对稳定	无需生命支持条件下,生命体征尚平稳
意识状态	昏迷,GCS 评分<9 分	轻度昏迷,GCS 评分为 9~12 分	GCS 评分>12 分
呼吸支持情况	人工气道,呼吸支持条件高,PEEP≥8 cmH$_2$O,FiO$_2$≥60%	人工气道,呼吸支持条件不高, PEEP <8 cmH$_2$O,FiO$_2$<60%	无人工气道,可自主咳痰
循环支持情况	泵入 2 种及以上血管活性药物	泵入 1 种及以上血管活性药物	无血管活性药物
临床分型	新冠肺炎危重型	新冠肺炎重型	新冠肺炎轻型或普通型
转运时间	≥20 min	≥10 min 且<20 min	<10 min

注:前 5 项为主要评估项目,依据 5 项中的最高级别进行分级;转运时间为次要指标,可依据实际情况进行相应调整;GCS 为格拉斯哥昏迷评分,PEEP 为呼气末压通气;1 cmH$_2$O=0.098 kPa。

2. 提前通知检查科室或转入科室做好相关准备。

3. 与医院感染管理部门、运送中心共同制定转运路线,并通知保卫处提前疏散路线中的人群,以免交叉感染。

4.按照《新冠肺炎患者院内分级转运装备配备标准》配备相应装备和转运医护人员(表3-2)。

表3-2　新冠肺炎患者院内分级转运装备配备标准

装备	转运分级		
	Ⅰ级	Ⅱ级	Ⅲ级
仪器设备	至少包括氧气2瓶、转运监护仪、转运呼吸机或PEEP简易呼吸器、口咽通气道、微量泵2个、AED除颤仪、便携式吸痰器、插管用物、穿刺用物、密闭式吸痰管、呼吸过滤器	至少包括氧气1瓶、转运监护仪、简易呼吸器、口咽通气道、微量泵1个、AED除颤仪(必要时)、穿刺用物、便携式吸痰器、密闭式吸痰管、呼吸过滤器	至少包括氧气1瓶、指夹式脉搏血氧仪、简易呼吸器（必要时)和穿刺用物
药品	肾上腺素、多巴胺、胺碘酮、咪达唑仑、利多卡因、阿托品和0.9%氯化钠溶液	肾上腺素、咪达唑仑和0.9%氯化钠溶液	0.9%氯化钠溶液
医生	至少配备工作时间≥2年的医生,掌握胸外按压、气管插管、除颤、电复律等急救技能	至少配备工作时间≥2年的医生,掌握基本急救技能	至少配备工作时间≥1年的医生,掌握基本急救技能
护士	至少配备工作时间≥5年的护士,能熟练使用抢救仪器	至少配备工作时间≥3年的护士,可熟练使用抢救仪器	至少配备工作时间≥1年的护士,能基本可使用抢救仪器

5.由经防护转运培训的医护人员进行转运,实施二级及以上防护,除转运人员外,尽可能减少其他同行人员。

6.对清醒患者,应告知转运目的及注意事项。指导或协助患者佩戴医用防护口罩、一次性帽子,穿隔离衣、鞋套。

7.对气道开放患者,应接上呼吸过滤器,可有效过滤病毒和细菌,降低交叉感染的发生。妥善固定人工气道,检查气囊压力及气管插管深度。

8. 保持气道通畅,在转运出发前再给予一次充分吸痰,携带转运吸氧装置或呼吸机,检查呼吸机各参数是否准确可靠,做好呼吸机管理。

9. 对必须输液的患者,应建立不少于 2 路静脉通道,并备足需要使用的药物及封管液。对连续性使用血管活性药物的患者,应选择中心静脉血管通路,并使用可携带式微量泵。

10. 妥善固定各管路,必要时夹管,防止意外事件的发生,特别注意防止气管插管的移位或脱出、静脉通道的堵塞和滑脱等。

11. 危重症患者转运前,如条件允许,宜进行转运演练。

12. 预先评估转运途中可能出现的异常情况,掌握转运相关应急预案。

(二)转运中护理

1. 按预定路线转运,不可擅自更改路线,转运过程中需注意安全。

2. 严密观察患者病情。

(1)对轻型和普通型患者,应观察患者面色、指氧饱和度,并嘱患者如有不适及时告知医务人员。

(2)对重型和危重型患者,应监测患者意识状态、瞳孔、呼吸频率、节律、幅度、面色、指氧饱和度、心率、心律、血压及四肢末梢循环状况。若有病情变化,协助医生进行处理。

3. 若携带仪器,应将仪器固定在专用位置,避免途中突发状况导致仪器所致患者的伤害及仪器的故障。

4. 对卧床患者,应根据病情妥善安置卧位;对躁动、精神障碍等坠床高风险患者,应做好必要的防护,或遵医嘱行必要的镇静镇痛。

5. 对机械通气患者,应按需吸痰,保证患者的供氧。

6. 对静脉输液患者,应保证输液速度准确,管路通畅,标识清楚。

7. 对有管道的患者,应加强管道管理,防止管道出现堵塞、脱落等情况。

8. 对清醒患者,应做好心理护理及人文关怀。

9.转运过程中,需全程记录患者情况及医疗行为,如患者的一般情况、生命体征、监测指标、接受的治疗、突发事件及处理措施等。

(三)转运后护理

1.转科患者。应与接诊人员妥善安置患者,转运人员应与接收科室负责接收的医务人员进行正式交接,以落实治疗的连续性。交接的内容包括患者病史、重要体征、实验室检查、治疗经过,以及转运中有意义的临床事件。交接后应书面签字确认,留存病历归档。

2.外出检查患者。需按预定路线返回科室,妥善安置患者后,及时记录转运过程中的各项信息。

3.接触人员应更换全套防护用品。

4.对检查室、转出科室、转运路线、转运工具及相关仪器设备进行终末消毒处置。

七、新冠肺炎死亡患者处置流程

1.患者死亡后,上报医务处,尽量减少尸体移动和搬运,应由专业的工作人员在严密防护下及时进行处理。

2.医务人员按三级防护要求用 3000 mg/L 含氯消毒剂或 0.5% 过氧乙酸棉球或纱布填塞患者口、鼻、耳、肛门等所有开放通道;用3000~5000 mg/L 含氯消毒剂浸泡的双层布单包裹尸体,装入防渗透双层尸体袋中。

3.联系患者家属,清洁区护士填写医学死亡证明书及遗体接受登记表,并交给患者家属。

4.医院负责联系指定殡仪馆,将居民死亡殡葬证、逝者身份证和经办人身份证拍照发送给殡仪馆相关负责人员,并告知逝者所处医院病区、楼层和科室电话。

5.所在病区工作人员与民政部门工作人员进行交接,在遗体接受登记表中"遗体接受单位"处请殡仪馆工作人员填写,其中一份交给民政部门工作人员,另外两份留在病例中归档。

6. 由民政部门派专用车辆按照指定规范路线将患者遗体直接送至指定地点进行火化。

7. 患者住院期间使用的个人贵重物品,经消毒后方可随患者家属带回,低价值物品则按医疗废物处理。

8. 床单元按照新冠肺炎患者终末消毒流程处理。

第五节　新型冠状病毒肺炎隔离病房应急预案

一、新冠肺炎隔离病房患者人工气道意外脱管应急预案

(一)人工气道意外脱管预防

1. 综合判断气管插管非计划性拔管风险,评估风险等级。

2. 对于烦躁或意识不清的患者,采取标准化镇静镇痛,评估并预防谵妄,应用保护性约束,防止意外脱管。

3. 有效固定人工气道,防止导管移位。

(1)经口气管插管固定:"工"形胶布的 AB 边(长 15 cm,宽约 2 cm)固定在患者颜面部,CD 边(长 8~10 cm,宽约 1 cm)将牙垫与气管插管固定在一起,气管插管上下各粘贴一条"工"形胶布,并保持患者面部清洁干燥,以保证胶布粘贴牢固,如图 3-1 所示。

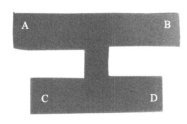
a."工"形胶布

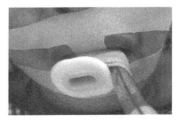
b.固定效果

图 3-1　"工"形胶布及其固定效果

(2)气管切开套管固定:①颈部短粗患者,使用加长型气管切开套管;②固定带应打死结,防止松脱,与颈部的间隙以1～2横指为宜;③在颈后及两边粘贴敷料,保护颈部皮肤,每班检查固定带松紧度。

4.为患者实施翻身、叩背、俯卧位通气、密闭式吸痰等各种治疗、护理操作时,应由专人固定导管,以防导管受呼吸机管道重力作用而致脱管。

5.更换固定带时,应由两名护士操作,一人固定导管,一人更换。

6.一次性简易呼吸囊呈完好备用状态,置于患者床旁。

(二)经口气管插管意外脱管处理

1.严格遵循新冠肺炎隔离病房三级防护,立即清理呼吸道分泌物,迅速检查口腔有无损伤及遗留物,保持呼吸道通畅,立即通知医生,备齐抢救药物及再插管物品。

2.观察患者自主呼吸频率、节律、深度及血氧饱和度情况。若患者无自主呼吸或自主呼吸较弱:①紧急开放患者气道,使用一次性简易呼吸囊进行通气,并观察患者胸廓起伏、面部和口唇颜色,保证呼吸囊有效给氧;②配合医生重新进行气管插管置管术,连接呼吸机,遵医嘱合理设置呼吸机模式及参数,观察患者胸廓起伏。

3.严格遵守无菌技术操作规程。

4.密切观察患者意识、瞳孔、生命体征及缺氧症状有无改善。

5.将整个过程中患者的生命体征及相关处置详细记录于护理记录单中。

6.按照护理不良事件上报流程进行登记上报,分析原因并整改。

(三)气管切开套管意外脱管处理

1.严格遵循新冠肺炎隔离病房三级防护,清理呼吸道分泌物,观察患者自主呼吸频率、节律、深度及氧合情况,通知医生,并备齐抢救物品、药物,做好抢救准备。

2. 气管切开窦道未形成。

(1)立即开放气道,封闭切口处皮肤,使用一次性简易呼吸气囊辅助通气。

(2)协助医生紧急置入气管插管,连接呼吸机,遵医嘱合理设置呼吸机模式及参数,观察患者胸廓起伏。

(3)配合专业医生重新进行气管切开置管术。

3. 气管切开窦道形成。

(1)立即使用无菌止血钳轻轻撑开气管切口处,清除呼吸道分泌物,备好气管切开套管及用物,协助医生重新置入气管切开套管。

(2)连接呼吸机,遵医嘱合理设置呼吸机模式及参数。

4. 严格遵守无菌技术操作规程。

5. 严密观察患者意识、瞳孔、生命体征变化、切口渗血渗液及缺氧症状改善情况。

6. 将整个过程中患者的生命体征及相关处置详细记录于护理记录单中。

7. 按照护理不良事件上报流程进行登记上报,分析原因并整改。

二、新冠肺炎隔离病房患者心跳呼吸骤停应急预案

(一)心跳呼吸骤停预防

1. 医护人员应严格遵守医院及新冠隔离病房各项规章制度,坚守岗位,严密监护新冠肺炎重症患者,及早发现病情变化,尽快采取抢救措施。

2. 急救物品做到"五定":定数量、定点放置、定专人管理、定期消毒灭菌、定期检查维修,班班清点,完好率达100%。

3. 加强培训,每一名医护人员应掌握心跳呼吸骤停抢救的相关理论知识和操作技能,并树立人文关怀的理念。

（二）心跳呼吸骤停处理

1.患者评估。发现患者心跳呼吸骤停，迅速综合评估患者病情、有无持续危险因素存在并排除，记录患者发生呼吸心搏骤停的时间。

2.护士防护。应对现场环境、自我保护能力及客观救助条件进行评估，确认现场安全后开始心肺复苏(cardiopulmonary resuscitation,CPR)并记录开始抢救的时间。抢救时应做好三级防护措施，减少职业暴露的风险。

3.在进行 CPR 的同时呼救，增援人员到达后，应合理分工，根据患者情况进行开放气道、呼吸支持、用药、除颤等抢救措施并持续动态监测患者的生命体征。

4.提供高级生命支持，注意神经功能的恢复。

5.严格查对，及时做好各项记录。做好与患者的沟通、安慰等心理护理工作。

6.按《医疗事故处理条例》规定，在抢救结束后 6 h 内，及时、准确地记录抢救过程。

7.患者因抢救无效死亡，应按《新型冠状病毒感染的肺炎患者遗体处置工作指引(试行)》的相关规定进行死亡报告、卫生防疫处理、手续交接、环境消毒等工作。

三、新冠肺炎隔离病房呼吸机故障应急预案

（一）新冠肺炎隔离病房呼吸机故障预防

1.科室设专人定期检查、维护，做好使用、维修登记。

2.各级护士熟练掌握呼吸机的使用方法和性能，及时发现故障并排除。

3.床旁常规备用吸氧装置、一次性使用简易呼吸器。

4.病房常规备用处于完好状态的呼吸机。

（二）新冠肺炎隔离病房呼吸机故障处理

1. 护士应熟知本病房使用呼吸机患者的病情。

2. 呼吸机故障时，护士立即断开呼吸机，使用一次性简易呼吸器辅助呼吸，观察患者胸廓起伏、面色、呼吸、心率、心律、血氧饱和度、末梢循环等生命体征情况。在断开呼吸机的过程中，应避免气溶胶扩散，防止冷凝液意外喷溅污染护理人员或倒灌入患者气道。

3. 另一护士立即启动并连接备用呼吸机，再次观察患者胸廓起伏、面色、呼吸、心率、心律、血氧饱和度、末梢循环等生命体征情况。确保呼吸机正常工作，患者得到有效通气。

4. 如遇患者病情变化，护士应遵医嘱给予患者药物治疗。

5. 护士将故障期间患者的生命体征及整个处置详细记录于护理记录单中。

6. 简易呼吸器辅助通气属于高危操作，应做好三级防护，建议使用一次性简易呼吸器辅助呼吸。若为重复使用，使用后用双层黄色垃圾袋密封，标明"新冠肺炎隔离病房"字样，送消毒供应中心集中处理。

7. 出现故障的呼吸机挂上"仪器故障"牌，请医学工程部工程师进行维修，维修过程及维修结果应及时登记备案。

四、新冠肺炎隔离病房医务人员职业暴露应急预案

（一）针刺伤

1. 针刺伤预防。

(1) 医护人员在执行医疗护理操作时严格遵守职业防护制度、护理操作规程和隔离病房防护要求。

(2) 严格遵照静脉治疗指南，合理选用静脉治疗工具（如尽可能选用安全型导管、无针输液接头等），规范执行各类静脉导管的置管、维护及输液护理操作技术，以减少针刺伤发生的风险。

(3)操作前评估患者配合程度,针对不能配合的患者进行穿刺治疗时,宜有他人协助。

(4)操作时保持注意力高度集中,操作结束就近及时按规程妥善处理锐器,防止被污染的锐器伤及自己或他人。

2.针刺伤处理。

(1)在现场(如污染区)迅速脱外层手套。

(2)由近心端向远心端轻轻挤出伤口血液,然后用流动水冲洗,再用0.5%安多福和75%乙醇涂擦消毒,没有流动水时用75%乙醇浸泡3~5 min。

(3)充分消毒双手后再重新戴外层手套,按程序脱防护用品离开污染区,出隔离区至外科就诊,进行伤口处理,并进行血源性传播疾病的检查和随访。

(4)在清洁区再次由近心端向远心端轻轻挤出伤口血液,然后用流动水冲洗,再用0.1%安多福和75%乙醇涂擦消毒。

(5)上报隔离病房护士长、护理部、感染管理科。

(6)无其他血源性传染病的按如下流程处置:①单间隔离,隔离期间监测体温、呼吸道症状;②可酌情在医生的指导下服用抗病毒药进行预防;③96 h后取咽拭子检测新型冠状病毒核酸;④必要时监测血常规(注意白细胞与淋巴细胞水平)、CRP 等;⑤出现发热或者咳嗽等症状,尽早行肺部 CT 检查。

(7)如有乙肝、丙肝、艾滋病、梅毒等血源性传染病,可根据《针刺伤防护专家共识》处置。

(二)眼部、呼吸道暴露

1.眼部、呼吸道暴露预防。

(1)医务人员使用的防护用品应当符合国家有关标准。

(2)医务人员正确佩戴防护用品。

(3)在产生气溶胶的操作(如气管插管前手动通气、气管插管、气管切开、心肺复苏、无创通气、支气管镜检查、呼吸道采样、雾化吸入、吸痰等)时,应当在负压病房或通风良好的房间内进行;实施三级防护,正确佩戴医用防护口罩、全面型呼吸防护器或正压式头套。

2.眼部、呼吸道暴露处理。

(1)立即按脱防护用品程序离开污染区。

(2)眼部黏膜暴露后,应采用大量 0.9％氯化钠溶液反复冲洗,并用棉签蘸取 75％乙醇擦拭眼周皮肤。

(3)呼吸道暴露后,依次采用 1％双氧水、0.9％氯化钠溶液漱口,并用棉签蘸取 75％乙醇擦拭双侧鼻腔。

3.根据暴露情况评估是否需要医学观察,需医学观察者,观察期间监测体温、呼吸道症状,如出现发热、呼吸道症状,立即至发热门诊就诊。

4.可酌情在医生的指导下服用抗病毒药进行预防。

五、新冠肺炎隔离病房医护人员防护用品破损的应急预案

（一）防护用品破损预防

1.医务人员使用的防护用品应当符合国家有关标准。

2.医务人员在穿戴防护用品前应仔细检查并正确穿戴。

3.医护人员在执行医疗护理操作时严格执行操作规程、职业防护制度和防护用品的穿脱流程,操作时注意力高度集中,操作过程中避免猛烈撕扯、锐器割划等情况,以免损坏防护服。

（二）防护用品破损处理

1.防护服破损:立即采用 1000 mg/L 含氯消毒剂喷洒破损处,按脱防护用品程序离开污染区,重新更换防护用品。

2.口罩破损:立即按脱防护用品程序离开污染区,依次采用 1％双氧水、0.9％氯化钠溶液漱口,并用棉签蘸取 75％乙醇擦拭双侧鼻腔、外耳道和眼周皮肤。

3. 如手套破损，皮肤被污染物污染时，应立即清除污染物，就近用一次性吸水材料取 75％乙醇擦拭消毒，洗手，更换手套。

4. 根据暴露情况评估是否需要医学观察，需医学观察者，观察期间监测体温、呼吸道症状，如出现发热、呼吸道症状，立即至发热门诊就诊。

5. 可酌情在医生的指导下服用抗病毒药进行预防。

六、新冠肺炎患者或污染区医务人员误走通道应急预案

（一）患者或污染区医务人员误走通道预防

1. 在不同区域的入口处张贴醒目、清晰的标识。

2. 医务人员通道、患者通道最好安装门禁系统，医务人员通道入口、患者通道入口安保人员 24 h 值班。

3. 患者入院时，按照指定规范路线由专人引导进入隔离病区，并妥善安置患者。

4. 加强对患者的宣教，告知患者住院期间的活动范围及要求，并告之患者不允许擅自离开病房，不设陪客，不得探视。

5. 加强管理，隔离病房护士长负责对进入隔离病房工作的医务人员进行实地培训与考核，合格后方可上岗。

（二）患者或污染区医务人员误走通道处理

1. 应立即指引其返回污染区。

2. 立即开窗通风。

3. 环境物体表面和地面有肉眼可见污染物时，先采用一次性吸水材料(如纱布、抹布等)蘸取 5000 mg/L 含氯消毒剂小心移除，再采用 1000 mg/L含氯消毒剂擦拭消毒。无肉眼可见污染时，可直接采用 1000 mg/L含氯消毒剂擦拭消毒。

4. 空气消毒。无人情况下采用紫外线灯照射消毒 1 h，有人情况下采用空气消毒机消毒 1 h。

七、新冠肺炎隔离病房患者行为过激应急预案

(一)患者行为过激预防

1. 入院时对患者进行全面正确评估。

2. 对有焦虑、恐惧、失望、绝望等负面情绪或有攻击、自伤、伤人等行为的患者,要有预见性防范措施。

3. 医务人员给予患者心理安慰及适当疏导,解释隔离治疗的重要性和必要性。

4. 24 h专人护理。

(二)患者行为过激处理

1. 患者一旦发生过激行为,应立即采取安全保护措施,以免患者自伤及伤及他人。

2. 立即通知值班医生及护士长。

3. 电话通知患者家属,指导患者家属通过电话、微信或 QQ 等方式给予患者心理支持。

4. 协助医生请精神科会诊,遵医嘱给予药物治疗。

5. 对患者发生的过激行为,均应详细记录及交接班。

第六节　新型冠状病毒肺炎隔离病房医务人员职业防护

一、新冠肺炎隔离病房医务人员三级防护

目前已知新冠肺炎传染源主要是新型冠状病毒感染的患者,人群普遍易感。一线医务人员直接为患者提供诊疗、护理服务,有职业暴露的风险,必须加强个人防护。《医疗机构内新型冠状病毒感染预防与控制

技术指南(第一版)》(国卫办医函〔2020〕65号)指出医护人员需在严格落实标准预防的基础上,强化接触传播、飞沫传播和空气传播的感染防控。

(一)分级防护

1.一级防护(基本防护)。

防护措施:穿戴一次性工作圆帽、一次性外科口罩、工作服(白大褂),必要时戴一次性乳胶手套。

适用范围:一般诊疗活动、预检分诊、普通门诊等。

2.二级防护(加强防护)。

防护措施:穿戴一次性工作圆帽、医用防护口罩(N95)、防护服或工作服(白大褂),外套一次性防护服,戴一次性乳胶手套、防护眼镜(防雾型),必要时穿一次性鞋套。

适用范围:从事与患者有密切接触的诊疗活动时。

3.三级防护(严密防护)。

防护措施:穿戴一次性工作圆帽、医用防护口罩(N95)、防护服或工作服(白大褂),外套一次性防护服,戴一次性乳胶手套和(或)一次性鞋套、全面型呼吸防护器或正压式头套。

适用范围:为患者实施吸痰、呼吸道采样、气管插管或气管切开等有可能发生患者呼吸道分泌物、体内物质喷溅或飞溅的工作时。

(二)标准预防

标准预防是将所有患者视为具有潜在感染性的患者,即认为患者的血液、体液、分泌物、排泄物均具有传染性,不论是否有明显的血液或是否接触非完整的皮肤与黏膜,都必须采取防护措施。根据预期可能的暴露选用手套、隔离衣、口罩、护目镜/防护面罩以及安全注射装置,穿戴合适的防护用品处理患者环境中污染的物品与医疗器械。

针对新冠肺炎,将所有患者视为具有潜在感染性的患者;患者的血液、体液、分泌物、排泄物均有传染性,以下情况必须进行隔离防护:①不论是否有明显的体液污染;②不论是否接触完整/非完整的皮肤与黏膜。

1.标准预防的原则。

(1)既要防止血源性疾病传播,也要防止非血源性疾病传播。

(2)既要保护医务人员,也要保护患者。

(3)根据疾病传播特点采取相应的隔离措施。

(4)所有医疗机构均应普遍遵循标准预防原则,标准预防措施应覆盖诊疗活动的全过程。标准预防的措施不只限于有传染病的患者和传染病医院或感染科的医务人员,因为感染性疾病具有潜伏期、窗口期和隐匿性感染的特点,大多数感染性疾病在出现临床症状前就已经具有传染性。因此,不应只在疾病明确诊断后才采取隔离防护措施,而应覆盖诊疗活动的全过程。

2.标准预防的措施。

(1)手卫生:洗手和手消毒。

(2)穿戴防护用品:戴手套,戴口罩,穿隔离衣、防护服和鞋套。

(3)医务人员的工作服、脸部及眼睛有可能被血液、体液、分泌物等物质喷溅到时,应当戴一次性外科口罩或者医用防护口罩、防护眼镜或者面罩,穿隔离衣或防水围裙。

(4)遵循呼吸道卫生、咳嗽礼仪:戴口罩,与人保持 1 m 以上距离,咳嗽时用纸巾遮口鼻,咳嗽后立即洗手,注意手卫生,以防止病原体扩散。

(5)诊疗器械消毒及保证物品安全:对患者使用的医疗器械、器具,应当采取正确的消毒措施。

(6)环境物体表面清洁消毒。

(7)安全注射:处理所有的锐器时应当特别注意,防止被刺伤。

(8)医疗废物规范处置:双层黄色垃圾袋分层鹅颈式封扎。

(三)常用医用防护用品使用及适用范围

1.外科口罩。预检分诊、发热门诊及全院诊疗区域应当使用,需正确佩戴。污染或潮湿时随时更换。

2.医用防护口罩。原则上在发热门诊、隔离留观病区(房)、隔离病区(房)和隔离重症监护病区(房)等区域,以及进行采集呼吸道标本、气管插管、气管切开、无创通气、吸痰等可能产生气溶胶的操作时,应佩戴医用防护口罩(N95及以上)或动力送风过滤式呼吸器。每次佩戴前应做佩戴气密性检查,穿戴多个防护用品时,务必确保医用防护口罩最后摘除。一般4h更换,污染或潮湿时随时更换。其他区域和在其他区域的诊疗操作,原则上不使用。

3.手套。在预检分诊、发热门诊、隔离留观病区(房)、隔离病区(房)和隔离重症监护病区(房)等区域或诊疗操作时佩戴一次性使用橡胶或丁腈手套,但需正确穿戴和脱摘,在接触不同患者或手套破损时及时消毒,更换手套并进行手卫生。禁止戴手套离开诊疗区域。戴手套不能取代手卫生。

4.防护面罩或护目镜。在隔离留观病区(房)、隔离病区(房)和隔离重症监护病区(房)等区域或进行诊疗操作,以及采集呼吸道标本、气管插管、气管切开、无创通气、吸痰等,眼睛、眼结膜及面部有被血液、体液、分泌物、排泄物及气溶胶等污染的风险时,应佩戴防护面罩或护目镜。禁止戴着护目镜离开上述区域。重复使用的护目镜每次使用后,及时进行消毒、干燥,备用。其他区域和在其他区域的诊疗操作原则上不使用护目镜。

5.一次性隔离衣。预检分诊、发热门诊使用普通隔离衣,隔离留观病区(房)、隔离病区(房)和隔离重症监护病区(房)使用防渗一次性隔离衣,其他科室或区域根据是否接触患者选择使用隔离衣。一次性隔离衣不得重复使用。如使用可复用的隔离衣,使用后按规定消毒后方可再用。禁止穿着隔离衣离开上述区域。

6.一次性防护服。在隔离留观病区(房)、隔离病区(房)和隔离重症监护病区(房)等区域或进行诊疗操作时,应更换个人衣物并穿工作服(外科刷手服或一次性衣物等),外加医用一次性防护服。防护服不得重复使用。禁止戴着医用防护口罩和穿着防护服离开上述区域。其他区域和在其他区域的诊疗操作原则上不使用防护服。

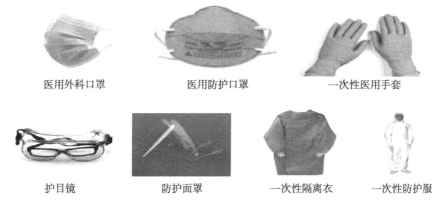

医用外科口罩　　　　　医用防护口罩　　　　　一次性医用手套

护目镜　　　　　防护面罩　　　　一次性隔离衣　　　一次性防护服

图 3-2　医用防护用品

二、新冠肺炎隔离病房医务人员心理防护

隔离病房医务人员是新冠肺炎最直接的接触者,必须隔离封闭管理,加之有同行被感染的报道,这些情况对隔离病房的医务人员心理造成了巨大的冲击。这一强烈的心理应激事件会导致隔离病房医务人员出现认知、情绪和行为上的反应。

(一)心理应激

心理应激是指个体面对重大心理影响的事件(如自然灾害、重大疫情等)时,引起一系列心理和躯体上的调适反应。心理应激中常见的心理和躯体反应如下:

(1)情绪:紧张、焦虑、孤独、忧郁、愤怒、愧疚、无助等。

(2)认知:注意力不集中、记忆力下降、思维混乱、漫无头绪、决策困难等。

(3)行为:容易激动、好争斗、暴食行为、吸烟或饮酒增加等。

(4)躯体:肌肉紧张、睡眠差、食欲不振、头晕、头疼、呼吸困难、腹泻等。

（二）隔离病房医务人员常见的心理和躯体反应

1. 紧张、恐惧，担心自己被感染，担心家人牵挂自己。

2. 过度疲劳，甚至感到耗竭。有的一线医务人员则会出现情绪过度亢奋，拒绝合理的休息。

3. 面对患者的死亡会有挫败感，产生内疚和自责。

4. 面对患者的各种情绪，有的医务人员会感到烦躁、无助、压力，被卷入患者情绪中。

5. 与应激有关的躯体症状：失眠、食欲差、腹部不适、腹泻；尿频、出汗、肌肉紧张及发抖、双腿或全身乏力；头痛、胸痛、胸闷等。

（三）隔离病房医务人员的情绪调节和防护

1. 组织者和团队对隔离病房医务人员的心理防护。

（1）上岗前应进行与心理应激有关的预防性集体培训，公开讨论各自的内心感受，评估队员们不同的心理状态，进行针对性的安慰和帮助。

（2）建立稳定有力的领导团队，营造紧张而不沉重的团队氛围，少惩罚，多鼓励，让隔离病房医务人员专心于救治工作。

（3）实行轮换制和轮休制，尽可能保证大家的休息时间，从而恢复体力和精力。不提倡"轻伤不下火线"。

（4）科主任、护士长密切观察隔离病房医疗人员的心理状态，在个别人员出现强烈的负性情绪时，给予包容、温暖、安慰和鼓励。

（5）定期（视工作强度而定）抽时间以合适的形式，鼓励医务人员对委屈、无助、伤感、愤怒等负性情绪进行适当宣泄和表达。团队成员可以分享各自的经验、好的感受，从而相互鼓劲。定期请心理专家通过远程或面对面形式，进行个别或团体心理辅导。

（6）针对隔离病房医务人员一些现实困难和家庭突发的事件，组织者要切实解决以消除他们的后顾之忧。

2. 隔离病房医务人员的自我心理防护。

（1）担心自己被感染是一种正常的情绪反应，并非没有勇气。适度的恐惧和焦虑反而能让自己更加注重自身的安全防护。

（2）做几个深呼吸，并拥抱自己，或将手放在胸口或腹部室内漫步几分钟。

（3）保持合理的工作时间、规律的休息时间，不至于过于疲劳。

（4）专注于做好眼前的每一个医疗动作，肯定自己。

（5）允许自己有一些负面的情绪，并表达出来。面对他人的负性情绪及患者的不理解，请提醒自己对方发泄是由于当前特殊时期的压力而不是针对你个人。

（6）同事间相互支持，讨论和分享经验感受；如果可能，每天找一个时间医护人员一起分享自己的情绪，与家人和朋友聊一聊工作以外的话题。

（7）及时向领导汇报你遇到的情况和困难，寻求帮助。

三、新冠肺炎隔离病房医用防护用品相关皮肤问题与护理

新型冠状病毒感染流行期间，医务人员等特殊人群由于工作需要长时期佩戴防护用品，还有部分人由于过度恐慌而频繁清洗、消毒，可导致皮肤伤害。常见的皮肤损伤主要包括局部刺激反应、过敏反应和医用防护用品相关压力性损伤。

（一）局部刺激反应

人体皮肤表面有一层看不见摸不着的保护膜，称为"皮脂腺膜"，是保护皮肤的一道重要物理屏障，可起到防止皮肤水分蒸发和阻止外界细菌和微生物入侵的作用。疫情期间，由于频繁清洁、消毒皮肤，皮肤表面的皮脂腺膜被破坏，皮脂减少，可导致皮肤干燥、脱屑、皲裂、瘙痒、刺痛不适等局部刺激反应，严重时容易让细菌、真菌乘虚而入，引起皮肤感染。

防治措施如下：

(1)选取型号适合的防护用具,确保穿戴松紧适宜,待皮肤及防护用具消毒剂彻底干燥再佩戴。

(2)佩戴防护用具前,局部外用含氧化锌或凡士林的护肤润肤剂,可在皮肤表面形成一层脂质膜,保护皮肤,减少摩擦,防止水化过度,隔离汗液及其他刺激。皱褶部位,如腋下、腹股沟,可使用爽身粉,减少摩擦,收敛汗液。

(3)若有条件,可适当增加手套等防护用具的更换频率,更换期间清洗汗液,待皮肤干燥再使用护肤润肤剂。

(4)穿戴结束清洁皮肤后及时使用护肤润肤剂。

(5)浸渍明显时可使用收敛剂,如氧化锌乳膏等。

(二)过敏反应

过敏反应主要见于对消毒剂过敏的人群,接触部位可出现过敏性皮肤损害,表现为局部皮肤红、肿、瘙痒等症状;严重者可出现丘疹、水疱,甚至糜烂、破溃,可在破溃后继发感染。若在空气中喷洒使用消毒剂,则多在面、颈等暴露部位出现皮疹,极少数可通过吸入引起全身系统过敏反应。

防治措施如下:

(1)及时停用可疑消毒剂,更换为其他非过敏产品。

(2)若皮疹较轻,出现局部红斑,略痒,可冷湿敷或不做处理,一般在停用消毒剂 3～5 天后症状自行改善。

(3)若皮疹严重,出现大面积红斑、丘疹、水肿,瘙痒明显,可口服西替利嗪、氯雷他定等抗过敏药,外用炉甘石洗剂;症状严重者必要时就诊皮肤科门诊,遵医嘱使用糖皮质激素。

(4)当有继发感染时,应局部或系统性使用抗生素。

(三)医用防护装备相关压力性损伤的预防

多种防护用品叠加时,密闭性较强,透气性较差,可导致皮肤长期处于潮湿状态,发生浸渍,表现为局部皮肤变软、发白、起皱、脱皮,加之较长时间穿戴防护用品,皮肤组织局部受压、摩擦,可出现压力性损伤。

防治措施如下:

(1)选择合适的防护用品,调节适宜松紧度,缩短穿戴时间,穿戴前可以局部涂抹润肤剂(维生素 E 乳膏、赛肤润等)或外贴水胶体敷料,如图 3-3 所示。

(2)压痕一般不需要特殊处理,持久或反复发生处或伴有皮下淤血时,可外用改善局部血液循环的药物,如多磺酸黏多糖乳膏、肝素乳膏等。

(3)皮肤破损处可外用抗生素软膏,外贴水胶体敷料保护创面。

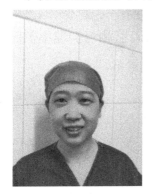 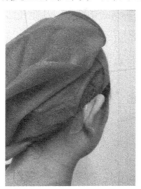 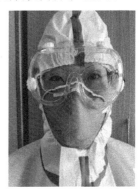

a.颜面部敷料粘贴部位　　　　b.耳郭敷料粘贴部位　　　　c.按照标准要求佩戴

图 3-3　预防性敷料使用示意图

第四章　重症患者内环境监测与护理

第一节　水、电解质、酸碱平衡监测与护理

体液的正常容量分布、正常渗透压及各种电解质的正常含量,是保证细胞代谢活动正常进行与维持器官功能的必要条件。重型、危重型新冠肺炎患者常并发水、电解质、酸碱平衡紊乱等,若监测与护理不及时或不当,易导致全身器官功能紊乱,危及患者生命安全。

一、水和钠代谢紊乱

(一)低钠血症

血清钠浓度<135 mmol/L。多见于严重高脂血症和高蛋白血症、非酮症高血糖、长期连续使用高效利尿剂、肾上腺皮质功能不全、呕吐、腹泻等。

1.临床表现。早期症状包括肌肉痉挛、恶心、呕吐和厌食,严重者有意识模糊、昏睡、昏迷和癫痫发作等神经系统症状。

2.处理原则。积极治疗原发病,静脉补液。

3.护理措施。制定补液计划,严密监测血清钠浓度、尿量、血压等;密切观察患者神志、瞳孔及生命体征的变化,有无休克、酸碱平衡失调等表现;一旦发现异常,应立即与医师沟通,进行处理。

(二)高钠血症

血清钠浓度>145 mmol/L。多见于高热患者大量出汗、气管切开经

呼吸道丢失水分过多、严重腹泻和呕吐、进食或饮水困难、静脉大量输注含钠液体、中枢性尿崩症等。

1.临床表现。主要表现为中枢神经系统症状,包括意识状态改变、恶心、癫痫发作、眼球震颤和中枢性过度通气等。

2.处理原则。积极治疗原发病,防止体液继续丢失,静脉补液。

3.护理措施。制定补液计划,补液过程中密切监测血清钠浓度、渗透压;密切观察有无休克、酸碱平衡失调、神经系统症状等;血液透析或腹膜透析患者严防相关并发症发生。

二、钾离子代谢异常

(一)低钾血症

血清钾浓度<3.5 mmol/L。多见于长期禁食或进食不足、应用排钾利尿剂、呕吐、腹泻、代谢性碱中毒等。

1.临床表现。主要表现有肌无力和发作性软瘫,呼吸困难甚至窒息,手足抽搐,严重者腱反射减弱或消失;腹胀、恶心和便秘;心脏节律异常和传导阻滞,严重者可出现心搏骤停。典型心电图表现为 T 波宽而低,Q-T间期延长,出现 U 波,重者 T 波倒置。

2.处理原则。积极治疗原发病,遵医嘱给予止吐、止泻等治疗,减少钾的丢失,根据患者情况进行补钾。

3.护理措施。遵循补钾原则补钾(以口服补钾为主,经静脉补钾速度不宜过快,浓度不宜过高,总量不可过多,见尿补钾,禁止静脉推注);补钾过程中动态监测血清钾浓度,根据血钾浓度调节补钾方案;快速补钾或补钾量大时行心电监护;对于经外周静脉补钾患者,应密切观察患者静脉情况,防止出现静脉炎,甚至组织坏死。

(二)高钾血症

血清钾浓度>5.5 mmol/L。多见于补钾过多、输注大量库存血、肾衰竭、盐皮质激素缺乏、长期应用保钾利尿药、酸中毒、胰岛素缺乏等。

1.临床表现。神志不清、乏力,严重者出现呼吸困难、四肢软瘫;典型心电图表现为 T 波高尖、Q-T 间期延长,随后出现 P-R 间期延长和 QRS 波增宽。

2.处理原则。遵医嘱积极治疗原发病,改善肾脏功能,立即停用含钾药物与食物,降低血清钾浓度,对抗心律失常等。

3.护理措施。严密监测血清钾浓度;遵医嘱用药,严密观察用药效果;严重者采用血液透析或腹膜透析并做好透析护理;密切观察患者生命体征及心电图改变,一旦发生心律失常,积极协助医师抢救。

三、钙磷代谢异常

(一)低钙血症

血清钙浓度<2.25 mmol/L。多见于维生素 D 缺乏、肠道吸收障碍、甲状旁腺激素分泌缺乏、严重全身感染、输注钙离子螯合剂等。

1.临床表现。因神经和肌细胞的兴奋性增高,表现为情绪易激动、口周及指(趾)尖麻木、面神经叩击征(Chvostek 征)阳性、手足抽搐等。

2.处理原则。积极治疗原发病,补充钙剂。

3 护理措施。动态监测血清钙浓度;防止窒息;建立健全安全的活动模式和措施;静脉补钙避免局部渗漏,速度宜慢,以免引起低血压或心律不齐。

(二)高磷血症

成人血清磷浓度>1.62 mmol/L,儿童血清磷浓度>1.90 mmol/L。多见于细胞内磷的释放、排泄不充分或摄入过多。

1.临床表现。高磷血症的主要临床表现同低钙血症。

2.处理原则。积极治疗原发病,减少磷的摄入,利尿以加快磷的排出。

3. 护理措施。限制饮食中磷的摄入;遵医嘱用药,密切观察用药疗效,预防相关并发症;肾功能不全者可进行透析治疗,做好透析护理。

四、酸碱平衡紊乱

体液酸碱度(用 pH 表示)的正常范围为 7.35～7.45。若体内的酸、碱物质超出机体代偿的范围或调节机制发生障碍,可出现不同类型的酸碱平衡紊乱。

(一)代谢性酸中毒

代谢性酸中毒是最常见的一种酸碱平衡失调,多由代谢产生的酸性物质过多、酸性物质摄入过多、H^+ 排出减少、碱性物质丢失过多引起。

1. 临床表现。患者较典型的症状为呼吸深而快,酮症酸中毒时呼气有烂苹果味;影响心肌收缩力,引起心率加快、血压偏低、心律失常,甚至出现心搏骤停;严重者有神志模糊、烦躁不安等表现。

2. 处理原则。积极治疗原发病;消除诱因;逐步纠正代谢性酸中毒;维持血清钙、钾平衡。

3. 护理措施。密切观察患者呼吸频率、深度和呼吸肌运动情况;监测动脉血气结果、血清电解质等指标;遵医嘱用药,观察用药效果,预防相关并发症;对透析患者应做好相关护理。

(二)代谢性碱中毒

代谢性碱中毒以原发性 HCO_3^- 浓度升高为特征,多由 H^+ 丢失或碱性物质增多引起。多见于严重呕吐或持续胃肠减压、呋塞米等利尿剂的应用、肾上腺皮质激素增多、低钾、口服或静脉输入碳酸氢盐过量、大量输入库存血等。

1. 临床表现。轻者常无明显表现,有时可有呼吸浅慢、头昏、嗜睡和谵妄;严重者可因脑代谢障碍而发生昏迷。

2. 处理原则。积极治疗原发病;纠正低钾血症;纠正碱中毒不宜过于迅速。

3.护理措施。遵医嘱用药;密切监测患者意识状态、生命体征、动脉血气分析及血清电解质等;及时遵医嘱处理低钾血症、低钙血症等并发症。

(三)呼吸性酸中毒

呼吸性酸中毒主要由肺泡通气及换气功能减弱引起,是以原发性 $PaCO_2$ 增高(>45 mmHg)及 pH 降低(<7.35)为特征的高碳酸血症。多见于呼吸中枢抑制、呼吸肌麻痹、呼吸道堵塞、胸肺部疾病以及呼吸机使用不当。

1.临床表现。患者可有气促、胸闷、发绀、呼吸困难等表现,严重者可因脑缺氧致脑水肿、脑疝,甚至呼吸骤停。

2.处理原则。积极治疗原发病;改善通气功能;解除呼吸道梗阻。

3.护理措施。保持呼吸道通畅,改善通气功能;对急性呼吸性酸中毒者,应迅速行辅助通气;对慢性呼吸性酸中毒者,应予以低流量、低浓度持续吸氧;密切监测生命体征、动脉血气分析和血清电解质;遵医嘱用药,观察用药效果,预防相关并发症。

(四)呼吸性碱中毒

呼吸性碱中毒主要由换气过度引起,是以原发性 $PaCO_2$ 降低(<35 mmHg)及 pH 过高(>7.45)为特征的低碳酸血症。多见于低氧血症、中枢神经系统疾病或精神障碍及机体代谢旺盛。

1.临床表现。患者多有呼吸急促,还可出现眩晕、口周发麻、手足搐搦、肌肉震颤等;重症者可有心律失常、心肌收缩力下降、循环衰竭等表现。

2.处理原则。积极治疗原发病;对症处理。

3.护理措施。密切监测患者生命体征、意识状态、动脉血气分析、血清电解质等;若出现手足抽搐,应及时补钙;指导患者使用纸袋呼吸的方法呼吸;采用机械通气时,应合理调整呼吸机参数。

第二节　血气分析操作规程

动脉血气分析可以反映机体的呼吸和代谢状况,是判断机体是否存在缺氧、酸碱失衡和电解质紊乱的可靠指标,也是临床各科在低氧血症和酸碱平衡紊乱的诊断、救治中必不可少的检验项目,在重型、危重型新冠肺炎患者的诊治及指导氧疗和机械通气方面具有重要意义。

一、目的

1. 了解血液中的酸碱度,判断有无酸碱平衡紊乱。

2. 了解氧合状况,判断肺通气及换气功能状况,指导调整呼吸机参数。

3. 了解机体电解质状况,判断有无电解质紊乱,指导纠正电解质。

4. 判断急、慢性呼吸衰竭的性质和程度,为疾病的诊断和治疗提供可靠依据。

二、操作前准备

(一)护士准备

遵循三级防护,携带必要的评估用物。

(二)患者评估与患者准备

1. 评估患者的病情、年龄、意识状态,有无肌肉疼痛、乏力、咳嗽、咳痰、胸闷、气促、腹泻等症状。

2. 评估患者吸氧情况及呼吸机参数设置。

3. 评估患者凝血功能,有无血液传染病。

4. 评估患者穿刺部位皮肤的情况,有无瘢痕、硬结、炎症和皮下血肿;评估患者动脉搏动情况。

5.对桡动脉穿刺者进行 Allen 试验;评估尺动脉是否有足够的血液供应。

6.评估患者心理状态、合作程度及患者需求。

7.了解动脉采血的目的、穿刺方法、注意事项及配合要点。

8.协助患者取合适体位,戴一层医用外科口罩。

(三)环境准备

无交叉感染的环境因素,落实安全保护措施,安静整洁,温湿度适宜,光线充足。

(四)用物准备

标配治疗车、完好备用的血气分析仪1台、无菌治疗盘、动脉采血针、0.5%安多福、无菌棉签、无菌手套、弯盘、垫枕、一次性治疗巾、体温表、化验单或化验条形码。

三、操作程序

(一)动脉采血操作程序

1.携用物至患者床旁,核对患者信息,向患者解释,取得配合。

2.测量体温。

3.取合适体位,选择合适动脉:①桡动脉采血,患者体位以舒适为宜,手腕下垫一小枕,手心向上,手腕伸直;②肱动脉采血,患者取坐位或平卧位;③股动脉采血,患者取仰卧位,下肢伸直并外展外旋。

4.采血肢体下置一次性治疗巾。

5.评估患者动脉搏动位置与强度,消毒穿刺部位。

6.打开动脉血气针外包装,操作者戴无菌手套。

7.穿刺采血。左手食指和中指触摸患者桡动脉搏动最明显处,右手持动脉采血针与皮肤成 30°～45°逆血流方向穿刺(股动脉采血应垂直进针),待血液涌出至标准采血量时,左手用无菌棉签压迫穿刺点,右手拔动脉采血针。

8. 迅速将采血针头斜面全部刺入橡皮塞内,以达到密封状态,立即混匀样本。

9. 压迫穿刺点至少 5～10 min,根据病情适当延长按压时间。

10. 再次核对患者信息,填写完整的血气化验单,送检标本。

11. 观察穿刺部位有无出血、血肿、瘀斑等。

12. 整理床单位,协助患者取舒适体位,交代注意事项。

13. 遵循新冠肺炎患者用物处置相关要求处置用物,洗手,记录。

(二)血气分析仪操作程序

以 GEM Premier 4000 全自动血气分析仪为例。

1. 确认血气分析仪性能状态完好。

2. 样品准备。将有血样的动脉采血针在手中转动并缓慢颠倒 3～5 次,混匀样品。

3. 确认血标本类型,动脉血按"Arterial"(动脉)键。

4. 点击屏幕上的"GO"键,弹出探针。

5. 去掉针管最前端的 1 滴血样,将探针深入血样中,触到底部后退 2 mm。

6. 点击屏幕的"OK"键,开始吸样。

7. 听到提示音时迅速移开血样。

8. 输入患者住院号、体温、吸氧浓度,自动打印分析结果。

9. 将血气分析值报告医生。

10. 遵循新冠肺炎患者用物处置相关要求处置用物,洗手,记录。

四、重点与难点

1. 严格无菌操作技术。

2. Allen 试验方法。

3. 动脉采血的穿刺方法。

4. 血气分析结果的判读。

五、观察及注意事项

1. 桡动脉采血前正确进行 Allen 试验。操作者双手同时按压患者采血侧的桡动脉和尺动脉。嘱患者反复用力握拳和张开手指 5～7 次,至手掌变白。松开对尺动脉的压迫,继续压迫桡动脉,观察手掌颜色变化。若手掌颜色 5 s 之内迅速变红或恢复正常,则表明尺动脉和桡动脉之间存在良好的侧支循环,即 Allen 试验阴性,可以经桡动脉进行穿刺。

2. 患者在安静状态下采血,活动后喘憋明显者嘱其休息 15～30 min 后再采血。

3. 采集血样要求至少 1 mL,立即严密隔绝空气,将标本在掌心搓动,使肝素与血样充分混匀。立即送检,如不能立即送检,应放置在 0～4 ℃ 冰箱内保存,最长不得超过 2 h。穿刺点按压 5 min 以上,凝血功能障碍者按压时间延长至 10 min。

4. 根据血气分析结果进行综合判断和及时处理。

(1)pH 正常值为 7.35～7.45,反映酸血症、碱血症或间接反映体内 H^+ 浓度。

(2)$PaCO_2$ 正常值为 35～45 mmHg,反映肺的功能。

(3)PaO_2 正常值为 80～100 mmHg,是反映机体氧供的重要指标。

(4)BE 正常值为 ±3 mmol/L,是反映体内代谢性酸中毒及代谢性碱中毒的重要指标。

(5)SB 正常值为 22～26 mmol/L,是反映代谢性酸碱失衡的指标。

(6)SaO_2 正常值为 95%～99%,反映体内动脉血中血红蛋白含氧的百分数。

第三节 静脉输液泵操作规程

静脉输液泵是一种能够准确控制输液速度,保证药物速度均匀、药量准确并安全地进入患者体内发挥作用的一种仪器。

一、目的

1. 应用于临床静脉输液、危重患者的抢救等。
2. 严密精确控制输液量和速度,使输注液体均匀、准确地进入人体。

二、操作前准备

(一)护士准备

遵循三级防护,携带必要的评估用物。

(二)患者评估与患者准备

1. 评估患者的病情、年龄、意识状态、生命体征、心肺功能,有无肌肉疼痛、乏力、咳嗽、咳痰、胸闷、气促、腹泻等症状。
2. 评估患者输注药物的作用、副作用和注意事项。
3. 评估患者输液管道及穿刺部位皮肤的情况。
4. 评估患者心理状态、合作程度及患者需求。
5. 了解静脉输液泵操作的目的、注意事项及配合要点。
6. 协助患者取合适体位,戴一层医用外科口罩。

(三)环境准备

无交叉感染的环境因素,落实安全保护措施,安静整洁,光线充足,温湿度适宜,有合适电源。

(四)用物准备

标配治疗车、完好备用的输液泵 1 台、输液架、一次性输液器、配置好的药液、安多福、75％乙醇棉片、棉签、无菌治疗巾 2 块、封管液 2 支、弯盘 2 个等。

三、操作程序

1. 携用物至床旁,核对患者信息,向患者解释,取得配合。

2. 将输液泵安装至输液架上,接通电源,开机自检。

3. 输液前:①核对患者及医嘱信息;②将配置好的药液连接一次性输液器,悬挂于输液架上,排气,关闭调节器;③将输液器正确安装于输液泵内,关闭泵门,打开调节器;④根据医嘱设置输液速度、输液总量,试运行。

4. 输液时:①核对患者信息;②铺治疗巾,消毒输液接头(时间≥15 s);③检查输液管路有无气泡,将输液器与患者静脉通道相连,按"启动"键,开始输液。

5. 输液后:①再次核对患者信息;②撤除治疗巾,交代注意事项;③洗手,记录。

6. 输液过程中加强巡视,观察输液部位情况及用药效果,及时处理报警。

7. 停止输液:①核对患者信息,解释并取得配合;②按"停止"键暂停输液,铺治疗巾,撤除输液器,关闭电源;③脉冲式正压封管,取下输液泵。

8. 撤除治疗巾,整理床单位,协助患者取舒适体位,交代注意事项。

9. 遵循新冠肺炎患者用物处置相关要求处置用物,洗手,记录。

四、重点与难点

1. 严格执行查对制度。

2. 严格执行无菌技术操作。

3. 正确评估患者病情,合理设置输液速度。

4. 熟悉常见报警原因及处理措施。

五、观察及注意事项

1. 根据患者病情、药物性质和医嘱正确设置输液速度,需更换药液及改变速率时,及时记录并做好交接班。

2. 加强巡视,观察穿刺部位有无肿胀及皮肤颜色、温度,血管走向有无条索状红线等,观察用药效果及副作用。

3. 及时处理输液泵报警。

(1)气泡报警:及时排出管路中气泡。

(2)阻塞报警:见于输液泵管打折、穿刺点回血、药物外渗等,及时处理,排除故障。

(3)电池低电压报警:连接交流电源或及时更换电池。

第四节　静脉微量泵操作规程

微量注射泵(简称"微量泵")可以将药液精确、微量、均匀、持续地泵入体内,操作便捷、定时定量,能根据病情需要随时调整药物剂量,使药物在体内保持稳定的血药浓度。

一、目的

1. 方便、准确地控制和调节输液速度。

2. 按病情使药物速度均匀、用量准确并安全地进入患者体内发生作用。

二、操作前准备

(一)护士准备

遵循三级防护,携带必要的评估用物。

(二)患者评估与患者准备

1. 评估患者的病情、年龄、意识状态、生命体征、心肺功能,有无肌肉疼痛、乏力、咳嗽、咳痰、胸闷、气促、腹泻等症状。

2. 评估患者输注药物的作用、副作用及注意事项。

3. 评估患者输液管道及穿刺部位皮肤的情况。

4. 评估患者心理状态、合作程度及患者需求。

5. 了解静脉微量泵注的目的、注意事项及配合要点。

6. 协助患者取合适体位,戴一层医用外科口罩。

(三)环境准备

无交叉感染的环境因素,落实安全保护措施,安静整洁,光线充足,温湿度适宜,有合适电源。

(四)用物准备

标配治疗车、完好备用的微量泵 1 台、输液架、微量泵泵管、配置好的药液、安多福、75%乙醇棉片、棉签、无菌治疗巾 2 块、封管液 2 支、弯盘 2 个等。

三、操作程序

1. 携用物至床旁,核对患者信息,向患者解释,取得配合。

2. 将微量泵安装至输液架上,接通电源,开机自检。

3. 微量泵注前:①核对患者及医嘱信息;②将配置好的药液连接微

量泵泵管,排气,将注射器安装在微量泵上;③根据医嘱设置泵注速度,试运行。

4.微量泵注时:①核对患者信息;②铺治疗巾,消毒输液接头(时间≥15 s);③检查输液管路有无气泡,将微量泵泵管下端与患者静脉通道相连,按"启动"键,开始泵注。

5.微量泵注后:①再次核对患者信息;②撤除治疗巾,交代注意事项;③洗手,记录。

6.药液泵注过程中加强巡视,观察输液部位情况及用药效果,及时处理报警。

7.停止微量泵注:①核对患者信息,解释并取得配合;②按"停止"键暂停泵注,铺治疗巾,撤除微量泵泵管及注射器,关闭电源;③脉冲式冲管加正压封管,取下微量泵。

8.整理床单位,协助患者取舒适体位,交代注意事项。

9.遵循新冠肺炎患者用物处置相关要求处置用物,洗手,记录。

四、重点与难点

1.严格执行查对制度。

2.严格执行无菌技术操作。

3.正确评估患者病情,合理设置泵注速度。

4.报警的正确识别与处理。

五、观察及注意事项

1.安装微量泵时,确保注射器圈边(凸缘)置于微量泵注射器固定槽内,注射器推片卡入推头卡槽内。

2.血管活性药物选择中心静脉导管单独通道泵入。

3.加强巡视,观察穿刺部位有无肿胀及皮肤颜色、温度,血管走向有无条索状红线等,观察用药效果及副作用。

4.及时处理微量泵报警。

(1)气泡报警:及时排出注射器和管路中气泡。

(2)阻塞报警:见于注射延长泵管打折、穿刺点回血、药物外渗等,及时处理,排除故障。

(3)电池低电压报警:连接交流电源或及时更换电池。

第五节　连续性肾脏替代治疗操作规程

连续性肾脏替代治疗(continuous renal replacement therapy, CRRT)即用净化装置通过体外循环方式,连续缓慢清除体内代谢产物、异常血浆成分以及蓄积在体内的药物或毒物,以纠正机体内环境紊乱的一组治疗技术,其治疗时间≥24 h。

一、目的

1. 持续、稳定地控制氮质血症,调节水、电解质及酸碱平衡。

2. 清除炎性介质,减轻组织水肿,改善供氧和器官功能。

3. 维持血流动力学稳定。

4. 调节机体免疫功能。

5. 为营养支持提供保障。

6. 防止肾脏进一步损伤,保护残余肾功能。

二、操作前准备

(一)护士准备

遵循三级防护,携带必要的评估用物。

(二)患者评估与患者准备

1. 评估患者病情、意识状态、生命体征、体重、睡眠、饮食、血管通路,有无出血、水肿、肌肉疼痛、乏力、咳嗽、咳痰、胸闷、气促、腹泻等症状。

2. 评估患者血液透析导管置管处皮肤情况，有无红肿、分泌物、压痛、出血、渗液等。

3. 评估血液透析导管接头部分有无破裂、打折，导管管腔是否通畅。

4. 评估患者心理状态、合作程度及患者需求。

5. 了解 CRRT 的目的、方法、注意事项及配合要点。

6. 协助患者取合适体位，戴一层医用外科口罩；对神志不清的患者，应予以保护性约束。

（三）环境准备

无交叉感染的环境因素，落实安全保护措施，安静整洁，光线充足，温湿度适宜。

（四）用物准备

标配治疗车、完好备用的血液净化机器及配套管路和过滤器、心电监护仪、治疗盘、肝素帽、三通、0.5％碘伏、75％乙醇棉片、棉球、无菌手套、换药镊、换药碗、无菌治疗巾、无菌注射器、无菌纱布、胶布、敷贴、弯盘、止血钳、0.9％氯化钠注射液、个体化置换液、抗凝剂等。

三、操作程序

1. 核对医嘱、脱水量、透析同意书等。

2. 携用物至床旁，核对患者信息，再次解释操作的过程、目的及注意事项，取得合作。

3. 管路及血滤器安装和预冲。

(1) 连接电源，启动血液净化机，机器自检。

(2) 自检结束提示正常后，遵医嘱选择治疗模式和抗凝血方式，安装透析管路和过滤器，连接预冲液和置换液。

(3) 用 0.9％氯化钠注射液预冲，排出透析管路及透析器中的空气。

4.消毒血液透析导管。

(1)打开血液透析导管外层敷料。

(2)戴无菌手套,将血液透析导管置于无菌治疗巾上,分别消毒导管及导管夹子。

(3)确认导管夹子处于夹闭状态,取下导管肝素帽并弃去,消毒导管接头。

5. CRRT 上机。

(1)上机前回抽导管动、静脉端内的封管液,推注在纱布上并检查是否有血凝块,再注入 0.9%氯化钠注射液 10~20 mL 冲洗导管,确认导管通畅。

(2)再次核对患者信息,测量并记录患者血压、心率、呼吸、体温等。

(3)遵医嘱设置血流速为 50~100 mL/min。

(4)将透析管路动、静脉端分别与透析导管动、静脉端连接,并确认透析管路各连接口连接紧密,未使用的管路接口予以肝素帽密封并夹闭管路。

(5)启动血泵,遵医嘱设置各治疗参数并逐渐增加血流速,开始透析治疗。

(6)整理床单位,协助患者取舒适体位,交代注意事项。

(7)遵循新冠肺炎患者用物处置相关要求处置用物,洗手,记录。

6. CRRT 下机。

(1)遵医嘱调整血流速至 50~100 mL/min。

(2)关闭血泵,使用 0.9%氯化钠注射液回血,将存留在透析管路动脉端内的血液回输至患者体内。

(3)夹闭透析导管动脉端夹子。

(4)开启血泵继续回血,回血完毕,停止血泵。

(5)夹闭透析导管静脉端夹子。

(6)戴无菌手套,断开透析管路与患者的连接,消毒透析导管口,冲洗导管管腔,遵医嘱注入封管液,使用肝素帽封闭导管口,予以双层无菌纱布包扎固定。

(7)根据机器提示步骤,卸下透析器、管路及各液体袋,关闭电源。

(8)整理床单位,协助患者取舒适体位,交代注意事项。

(9)遵循新冠肺炎患者用物处置相关要求处置用物,洗手,记录。

四、重点与难点

1.严格执行无菌技术操作。

2.血管通路管理。

3.液体平衡管理。

4.保证CRRT设备的正常运转。

5.正确识别报警原因及处理。

五、观察及注意事项

1.妥善固定透析管路,对意识不清、烦躁不安等不能配合的患者,予保护性约束,避免导管贴壁、扭曲或脱管,保持管道血流通畅,保证管路密闭性。

2.严密观察患者血压、心率、心电图、CVP、体温等病情变化。监测血生化、血气分析等指标,准确记录患者液体的出入量,维持水、电解质和酸碱平衡。

3.持续监测输入压力(动脉压)、回输压力(静脉压)、跨膜压等;遵医嘱调节各治疗参数,准确记录。密切观察血泵、置换液泵、透析液泵、废液泵等的运转情况。

4.常见报警有输入压力极端负值、回输压力极端正值、跨膜压高、空气报警、漏血报警等,及时分析报警原因并处理。

5.CRRT相关并发症的观察与处理。

(1)出血:密切观察患者皮肤有无出血点、大便颜色及气道分泌物的性质等;监测凝血指标,遵医嘱调整抗凝剂的用量或改用其他抗凝方法,避免引起出血。

(2)血栓:仪器使用过程中,观察有无跨膜压进行性升高、管路内血液出现分层、静脉壶滤网血凝块形成等。一旦确诊血栓形成,遵医嘱选择纤溶酶原激活剂封管或重新置管。

(3)感染:做好导管穿刺部位皮肤护理,保持穿刺部位清洁干燥,如遇污染、渗血或敷料完整性被破坏时,及时换药;规范配置置换液,现配现用;一旦发生感染,采集标本进行培养,遵医嘱进行抗感染治疗,必要时拔除或更换透析导管。

6.治疗结束后,用管腔容量100%～120%的肝素封管液分别对透析导管动、静脉端进行封管。

第五章 重症患者呼吸监测与护理

第一节 重症患者氧疗护理

一、鼻塞与面罩吸氧技术操作规程

氧气疗法(oxygenic therapy)是指通过给氧,提高动脉血氧分压(PaO_2)和动脉血氧饱和度(SaO_2),增加动脉血氧含量(CaO_2),纠正各种原因造成的缺氧状态,促进组织的新陈代谢,维持机体生命活动的一种治疗方法。鼻塞法(鼻塞是一种用塑料制成的球状物)是指将鼻塞塞入鼻孔鼻前庭内给氧。面罩法是指将面罩置于患者的口鼻部供氧,氧气自下端输入,呼出的气体从面罩两侧孔排出。

(一)目的

1.纠正各种原因造成的缺氧状态,提高 PaO_2 和 SaO_2,增加 CaO_2。
2.促进组织的新陈代谢,维持机体生命活动。

(二)操作前准备

1.护士准备。遵循三级防护,携带必要的评估用物。
2.患者评估与患者准备。
(1)评估患者病情、年龄、意识状态、生命体征、血氧饱和度、血气分析结果、缺氧程度及鼻、口腔状况。
(2)评估患者心理状态、对疾病的情绪反应、认知改变和防护依从性、合作程度及患者需求。

(3)了解鼻塞或面罩吸氧的目的、方法、注意事项及操作要点。

(4)协助患者取合适体位,戴一层医用外科口罩。

3.环境准备。无交叉感染的环境因素,落实安全保护措施,安静整洁,温湿度适宜,光线充足,远离火源。

4.用物准备。标配治疗车、一次性吸氧鼻导管或一次性吸氧面罩、中心供氧一体式氧气流量表、治疗碗(盛温水)、灭菌注射用水、无菌纱布棉签、一次性口杯、吸氧记录单、一次性医用外科口罩等。

如采用氧气筒吸氧,需另备氧气筒、氧气流量表、湿化瓶(内盛 1/3～1/2 冷开水或灭菌蒸馏水并注明日期)和扳手。安装方法:①打开氧气筒总开关,吹尘,关闭总开关;②将氧气流量表稍后倾置于氧气筒气门上,手动旋紧,再用扳手旋紧固定,使氧气流量表直立于氧气筒旁;③连接湿化瓶,确认流量开关呈关闭状态,打开总开关,再打开流量开关,检查氧气装置无漏气,关紧流量开关,备用。

(三)操作程序

1.携用物至床旁,核对患者信息,向患者解释,取得配合。

2.洗手。

3.安装氧气表。

4.协助患者取下医用外科口罩,用棉签蘸温水清洁患者鼻腔。

5.洗手,再次核对患者姓名和氧流量。

6.连接好一次性吸氧管,打开流量开关,调节氧流量,确定吸氧管通畅。

7.将鼻塞(面罩)置于鼻孔(面部),鼻塞吸氧者外戴一层医用外科口罩,妥善固定。

8.再次核对并告知注意事项,记录给氧时间,观察给氧效果。

9.停止吸氧时,核对患者信息并解释,询问治疗效果。

10.关闭流量表,先取下口罩,再取下鼻塞(面罩)及氧气装置,清洁患者面颊。如采用氧气筒吸氧,应先关流量开关,取下患者口罩,再取下鼻塞(面罩),清洁患者面颊。关闭总开关,开流量开关(放余气),关流量开关,卸下氧气湿化瓶及流量表。

11. 整理床单位,协助患者取舒适体位,戴一层医用外科口罩。交代注意事项。

12. 遵循新冠肺炎患者用物处置相关要求处置用物,洗手,记录。

(四)重点与难点

1. 掌握吸氧的指征。
2. 保障用氧安全。
3. 氧疗效果的评价。

(五)观察及注意事项

1. 注意用氧安全,检查氧气装置是否漏气,氧气筒内氧气压力为 5 kg/cm² 时停止使用,切实做好"四防",即防震、防火、防热、防油。

2. 面罩给氧患者睡眠时,应妥善固定面罩,防止因体位变化导致面罩移位或脱落。

3. 用氧过程中,应密切监测患者的精神状态、脉搏、呼吸、血压、血氧饱和度、皮肤颜色及温度等,评估氧疗效果,对疗效不佳者积极寻找原因并对症处理。

4. 为避免鼻黏膜干燥不适,鼻塞给氧宜 $FiO_2 \leqslant 40\%$。

5. 及时清除鼻腔分泌物,防止阻塞,鼻塞给氧者,每 8~12 h 更换一侧鼻腔给氧。

6. 密切观察有无鼻腔黏膜损伤、肺不张、氧中毒等并发症的发生,并对症处理。

二、加温加湿经鼻高流量氧疗操作规程

加温加湿经鼻高流量氧疗(high-flow nasal cannula oxygen therapy,

HFNC)是一种通过高流量鼻塞持续为患者提供可以调控并相对恒定吸氧浓度(21%～100%)、温度(31～37 ℃)和湿度的高流量(8～80 L/min,依品牌和型号有所差异)吸入气体的氧疗方法。

（一）目的

1.为患者提供稳定且精确的吸入氧浓度,纠正各种原因造成的缺氧状态,促进组织的新陈代谢,维持机体生命活动。

2.改善拔管后患者的氧合功能,增加患者的舒适度,减少其呼吸做功。

3.作为拔管后的序贯氧疗方法,改善患者的预后。

（二）操作前准备

1.护士准备。遵循三级防护,携带必要的评估用物。

2.患者评估与患者准备。

(1)评估患者生命体征、血氧饱和度、血气分析结果、缺氧程度及鼻腔/颜面部情况。

(2)评估患者病情、年龄、意识状态,有无肌肉疼痛、乏力、咳嗽、咳痰、胸闷、气促、腹泻等症状。

(3)评估患者心理状态、对疾病的情绪反应、认知改变和防护依从性、合作程度及患者需求。

(4)了解经鼻高流量吸氧的目的、方法、注意事项及操作要点。

(5)协助患者取合适体位,戴一层医用外科口罩。

3.环境准备。无交叉感染的环境因素,落实安全保护措施,安静整洁,温湿度适宜,光线充足,有氧源、电源。

4.用物准备。标配治疗车、高流量吸氧装置、高流量吸氧管路 1 套、高流量吸氧鼻塞、灭菌注射用水、氧源(中心氧源或氧气筒供氧)、棉签、小水杯、一次性医用外科口罩等。

（三）操作程序

1.携用物至床旁,核对患者信息,向患者解释经鼻高流量吸氧的目的、注意事项及配合要点,取得配合。

2.连接电源,安装湿化罐,加湿化液到指定位置(图 5-1)。

3.连接呼吸管路。将蓝色卡套向上推,连接管路至高流量氧气输出端口(图 5-2),将蓝色卡套向下推至卡紧,再连接高流量吸氧鼻塞,最后连接氧源。

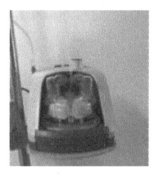 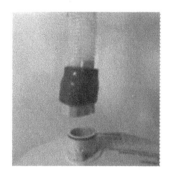

图 5-1　HFNC 湿化罐安装示意图　　图 5-2　连接管路至氧气输出端口

(1)开机:按电源键开机,调节氧流量表至合适氧浓度。

(2)设置:进入设置界面,依次设定湿化罐温度和流速。

(3)检查:设置完成后检查仪器工作状态(流速是否正常,管路是否漏气)。仪器发出"滴"声就绪。

4.协助患者取下医用外科口罩,连接鼻塞至患者鼻腔,吸氧。

(1)用湿棉签清洁患者鼻腔。

(2)连接鼻塞至鼻腔。

(3)检查鼻塞及管路有无打折、扭曲,并用专用固定带妥善固定,协助患者佩戴口罩。

5.使用过程中观察患者的生命体征,尤其是呼吸频率和血氧饱和度,评估缺氧症状有无改善,根据实际情况调节吸氧浓度、温湿度和流量。

6.检查管路及鼻塞有无打折或脱落,湿化液是否充足,仪器工作状态是否正常,评估患者的舒适度及鼻腔/颜面部情况。

7.撤机。先关机或者下调气休流量至零,再取下患者口罩、鼻塞,撤除一次性管道、湿化罐及鼻塞。

8.整理床单位,协助患者取舒适体位,戴一层医用外科口罩,交待注意事项。

9.遵循新冠肺炎患者用物处置相关要求处置用物(机器采用专用管路内部消毒,如图 5-3 所示),洗手,记录。

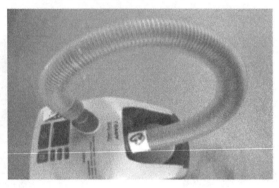

图 5-3　HFNC 机器专用管路内部消毒

（四）重点与难点

1.为减少气溶胶的扩散和飞沫的产生,使用 HFNC 时,按照开机—设置初始参数—戴鼻塞—送气的顺序进行;停止时,应先关机或者下调气体流量至零,再取下鼻塞,使用过程中不可随意中断供氧。

2.确保机器及管路连接正确,参数(温度、流速及吸氧浓度)设置合理,并根据患者主观感受、生命体征及检验结果进行动态调整。

3.及时排查处理装置故障报警;无法排除故障时,及时更换机器或者改为其他呼吸支持方式。

（五）观察及注意事项

1.严格遵守操作规程,注意用氧安全,使用过程中注意检查装置有无漏气、是否通畅。

2.上机前应先调节好氧流量和流速,等待机器发出"滴"声就绪后才能连接患者;撤机时,先关机或者下调气体流量至零,再取下鼻塞。

3.使用过程中注意检查管路和鼻塞有无打折、扭曲或脱落,流速和氧浓度是否精确,遇报警应及时处理。

4.使用过程中,嘱患者尽量避免张口呼吸,注意观察使用效果及舒适度。

5.为确保持续湿化效果,注意及时添加湿化液。

6.高流量管路直接接触患者皮肤时间不宜过长,防止温度过高灼伤皮肤。

7.治疗仪不用时必须关闭氧源,防止氧气在机器内蓄积。

三、无创呼吸机技术操作规程

无创通气(non-invasive ventilation, NIV)是指未经气管插管或气管切开而增加肺泡通气的一系列方法的总称,包括体外负压通气、经口鼻面罩正压通气、胸壁振荡及使用膈肌起搏器。目前所说的 NIV 主要是指经鼻或口鼻面罩进行的无创正压通气(non-invasive positive pressure ventilation,NIPPV)。

(一)目的

1.简便、迅速地增加有效通气量,改善肺换气,从而有效地纠正缺氧、高碳酸血症及酸碱失衡等。

2.应用于急性呼吸衰竭早期患者、慢性呼吸衰竭稳定期患者、睡眠呼吸暂停综合征患者及早期拔管的辅助等。

(二)操作前准备

1.护士准备。遵循三级防护,携带必要的评估用物。

2.患者评估与患者准备。

(1)评估患者生命体征、血氧饱和度、血气分析结果、缺氧程度及鼻、口腔状况。

(2)评估患者病情、年龄、意识状态,有无肌肉疼痛、乏力、咳嗽、咳痰、胸闷、气促、腹泻等症状。

(3)了解 NIV 的目的、方法、注意事项及操作要点。

(4)协助患者取合适体位。

3.环境准备。无交叉感染的环境因素,落实安全保护措施,安静整洁,温湿度适宜,光线充足,有氧源、电源。

4.用物准备。标配治疗车、无创呼吸机、无创呼吸机管道、湿化罐、适合脸型的鼻/面罩、过滤器、固定带、吸氧管2根、灭菌注射用水、胶布等。

(三)操作程序

1.携用物至患者床旁,正确核对患者的信息,向患者解释无创呼吸机使用的目的、注意事项及配合要点,取得配合。

2.根据患者病情,取合适体位,如半卧位或坐位,头略后仰,保持呼吸道通畅。

3.安装无创呼吸机管路。

(1)向湿化罐内加灭菌注射用水,不超上限,不低于下限。

(2)连接湿化罐进气口与呼吸机出口,连接湿化罐出气口与呼吸机管路。

(3)面罩与过滤器(过滤器带一次性呼气阀)相连,再将过滤器与呼吸机管路连接。

(4)连接管路测压管与呼吸机压力传感器。

(5)连接氧源、电源。

4.接通电源,开呼吸机,开湿化罐,检查机器运转是否正常。连接吸氧装置,根据患者病情选择吸氧流量,根据医嘱设置无创呼吸机的模式及各项参数,当机器运行状态良好时,按"暂停"键。

5.协助患者取下口罩,将呼吸面罩与患者面部紧密贴合,固定头带,松紧适宜,以不漏气为宜(必要时使用泡沫敷料减压)。按"开始"键送气。

6.观察通气效果,严密监测心率、呼吸、血压、血氧饱和度等各项指标,以及缺氧程度有无改善;观察患者对无创呼吸机的耐受情况等。

7. 根据患者情况，压力设置从较低压力开始，逐渐增加到患者能够耐受的适宜压力，保证有效潮气量，观察患者有无并发症。交代注意事项，洗手、记录。再次估评患者情况，重新调整呼吸机参数，并设置呼吸机报警上下限数值。

8. 使用过程中应严密观察患者有无并发症发生，如面部皮肤压力性损伤、胃肠胀气、刺激性结膜炎、窒息等。

9. 无创通气 30 min 后行动脉血气分析，根据结果调整通气参数，并记录。

10. 评估患者是否具备撤机指征，核对患者信息并解释，取得配合。合理撤离无创呼吸机（先停无创通气，再移除面罩），吸氧，观察脱机后患者生命体征情况，有无缺氧及呼吸费力等表现。

11. 整理床单位，取舒适体位，撤机后，按要求给患者戴一层医用外科口罩，交代注意事项。

12. 遵循新冠肺炎患者用物处置相关要求处置用物，洗手，记录。

（四）重点与难点

1. 掌握无创通气的使用及撤机指征。
2. 根据血气分析结果及患者耐受性，遵医嘱动态调整参数。
3. 报警的识别及处理。
4. 无创通气过程中，避免气溶胶的产生。

（五）观察及注意事项

1. 保持面罩位置正确，固定带松紧度合适，以面罩与患者面部紧密贴合不漏气为宜。

2. 观察患者的意识状态、呼吸频率、节律、形态、血氧饱和度的变化，监测患者呼吸困难和缺氧症状是否得到改善，若无改善，及时通知医生准备有创机械通气。

3. 使用过程中，评估患者对无创呼吸机的耐受性。当患者不耐受时,应先停止机器送气,再取下无创面罩,避免气溶胶扩散。

4.观察患者有无面部皮肤压力性损伤、胃肠胀气、刺激性结膜炎、窒息等并发症的发生,并对症处理。

5.无创呼吸机尽量采用一次性呼气阀,避免采用面罩一体阀和平台阀,面罩和呼气阀之间可增加过滤器,此过滤器需要注意水量过载阻力增加的问题,如阻力增加,需随时更换。

四、有创机械通气技术操作规程

有创机械通气是指患者在自然通气和(或)氧合功能出现障碍时,以机械通气装置通过人工建立的呼吸通道(经鼻或口气管插管、气管切开)代替或辅助人体呼吸肌工作,维持机体正常通气功能并改善氧合的呼吸支持技术。

(一)目的

1.维持有效通气。

2.改善气体交换,改善氧合。

3.降低呼吸肌功能消耗,缓解呼吸肌疲劳。

4.纠正高碳酸血症和低氧血症。

5.防止肺不张。

6.为安全使用镇静剂和肌松剂提供通气保障。

(二)操作前准备

1.护士准备。遵循三级防护,携带必要的评估用物。

2.患者评估与患者准备。

(1)评估患者生命体征、血氧饱和度、血气分析结果、自主呼吸情况、缺氧程度,有无有创机械通气禁忌证。

(2)评估患者病情、年龄、意识状态,有无肌肉疼痛、乏力、咳嗽、咳痰、胸闷、气促、腹泻等症状。

（3）评估患者人工气道是否通畅、人工气道型号和深度、固定情况、气囊压力,听诊双肺呼吸音。

（4）评估患者心理状态、对疾病的情绪反应、认知改变和防护依从性、合作程度及患者需求。

（5）了解有创机械通气的目的、方法、注意事项及操作要点。

（6）协助患者取合适体位。

3.环境准备。无交叉感染的环境因素,落实安全保护措施,安静整洁,温湿度适宜,光线充足,有氧源、气源和电源。

4.用物准备。标配治疗车、呼吸机及配套湿化装置、呼吸机螺纹管1套、吸气端和呼气端过滤器、呼吸机延长管、灭菌注射用水、模拟肺、听诊器、气囊压力表、胶布、输液器、简易呼吸器、吸氧装置等。

（三）操作程序

1.携用物至床旁,核对患者信息,解释并取得配合。

2.安装呼吸机管路。

（1）连接电源、氧源和气源(当无中心供氧,使用氧气筒供氧时,为维持恒定的氧压,需使用氧气减压阀,减压阀操作规程见附注)。

（2）连接湿化罐,用输液器加灭菌注射用水至水位线。

（3）正确连接呼吸机管路,检查管道连接紧密性。在呼吸机的吸气端和呼气端分别安装过滤器,如图5-4所示。

3.打开呼吸机,完成自检。按医嘱设置参数及报警范围,观察呼吸机运行是否正常。

4.呼吸机运转正常,断开模拟肺,将呼吸机接头与患者人工气道正确连接。

5.观察患者的胸廓运动、起伏情况,听诊双肺呼吸音。

6.评估患者情况,根据实际监测情况调节呼吸机参数及报警上下限数值,将床头抬高 30°～45°。

7.洗手,记录呼吸机模式、参数、插管深度、生命体征等。

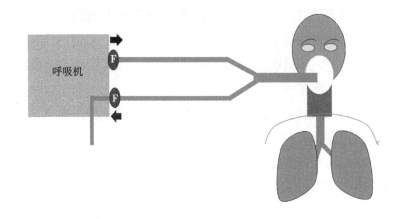

呼吸机

图 5-4　呼吸机的吸气端和呼气端分别安装过滤器

8.0.5 h 后复查血气,再次根据血气结果调节呼吸机参数及报警上下限数值。

9.评估患者符合撤机拔管指征,核对患者信息并解释,取得配合。

10.吸除人工气道分泌物,设置呼吸机待机状态,拔出气管插管。

11.根据患者的病情,给予患者序贯氧疗。

12.观察患者的呼吸方式、胸廓运动、起伏情况,听诊双肺呼吸音。

13.关机。关主机,关湿化罐。撤除管路,拔电源、氧源和气源。

14.整理床单位,协助患者取舒适体位和排痰,并佩戴一次性外科口罩,交代注意事项。

15.遵循新冠肺炎患者用物处置相关要求处置用物,洗手,记录。

（四）重点与难点

1.掌握有创机械通气的使用及撤机指征。

2.根据血气分析结果遵医嘱动态调整参数。

3.报警的识别及处理。

4.避免有创通气过程中气溶胶的产生。

（五）观察及注意事项

1.呼吸机管道各连接口连接紧密,建议使用一次性环路,集水杯建议使用带有单向阀的直列装置,呼气端过滤器需选用疏水材质产品,不要以湿热交换器代之,尤其是长时间使用的患者。保持管道通畅,防止扭曲、受压。

2.机械通气过程中密切观察患者意识状态、心率、呼吸(节律、频率、深度、自主呼吸与呼吸机是否同步)、血氧饱和度、缺氧改善程度及机械通气并发症,遵医嘱定期复查动脉血气分析,依据患者病情及监测指标及时遵医嘱调整呼吸机模式及参数。

3.并发症的预防与处理。

(1)呼吸机相关性肺炎:呼吸机管路的位置要低于人工气道,以免回路中的积水反流到人工气道内,加强口腔护理,做好气囊压力管理等。

(2)呼吸机相关性肺损伤:有创机械通气时实施肺保护性机械通气策略,注意用小潮气量(4~8 mL/kg 理想体重)和低吸气压力[平台压<30 cmH$_2$O(1 cmH$_2$O=0.098 kPa)]进行机械通气。

4.气管切开患者脱开呼吸机后,可根据病情选择高流量或气切面罩吸氧,根据患者气道情况,尽可能避免湿化,减少气溶胶产生。

5.撤机拔管后,密切观察患者的呼吸频率、节律、幅度,生命体征,患者的面色、口唇、甲床等情况,评估患者有无缺氧症状,呼吸机床旁待机备用。

附注:氧气减压阀操作规程

氧气减压阀是指机械通气使用氧气筒供氧时,为维持氧气筒输出压力在 0.35~0.40 MPa,保证呼吸机正常运行的一种减压装置。

（一）目的
维持氧气筒输出压力在 0.35~0.40 MPa,保证呼吸机正常运行。

（二）操作前准备
1.护士准备。遵循三级防护。

2.环境准备。无交叉感染的环境因素,落实安全保护措施,安静整洁,温湿度适宜,光线充足,远离火源。

3.用物准备。标配治疗车、氧气筒、氧气减压阀、扳手等。

(三)操作程序

1.洗手,检查氧气筒标识("满"或"空"),打开氧气筒开关吹尘,关氧气筒开关。

2.将氧气减压阀稍后倾置于氧气筒气门上,手动旋紧,再用扳手旋紧固定,使氧气减压阀直立于氧气筒旁。

3.检查减压阀压力开关是否关闭,打开氧气筒开关,检查氧气筒压力及减压阀与氧气筒接口周围有无漏气。

4.开减压阀压力开关,调节减压阀压力至 0.35~0.40 MPa,检查减压阀压力能否维持在要求范围内。

5.关闭减压阀压力开关后备用。

(四)重点与难点

1.减压阀与氧气筒接口连接紧密,防止漏气。

2.保证使用过程中减压阀压力维持在 0.35~0.40 MPa。

(五)观察及注意事项

1.注意用氧安全,切实做好"四防",即防震、防火、防热、防油。打开氧气筒开关前,减压阀压力开关应处于关闭状态,以免损坏压力表。

2.严密观察氧气筒及氧气减压阀的压力。当呼吸机出现氧气压力报警或减压阀压力低于 0.35 MPa 时,及时更换氧气筒并悬挂"无氧"标识。

五、俯卧位通气技术操作规程

俯卧位通气(prone position ventilation,PPV)技术是指通过翻身床、翻身器械或采用人工徒手方法使患者在俯卧位进行机械通气的方法。该技术是肺保护策略的一种手段,主要用于改善急性呼吸窘迫综合征患者的氧合。

（一）目的

1. 促进塌陷肺泡复张,改善氧合。

2. 改善通气血流比,改善呼吸系统顺应性。

3. 改善相应部位的通气。

4. 利于肺内分泌物的引流和吸引。

（二）操作前准备

1. 护士准备。遵循三级防护,携带必要的评估用物。

2. 患者评估与患者准备。

(1)评估患者病情、年龄、意识状态,有无肌肉疼痛、乏力、咳嗽、咳痰、胸闷、气促、腹泻等症状。

(2)评估患者生命体征、血氧饱和度、镇静程度、腹部伤口、皮肤情况,有无俯卧位通气禁忌证。

(3)评估患者心理状态、对疾病的情绪反应、认知改变和防护依从性、合作程度及患者需求。

(4)了解 PPV 的目的、方法、注意事项及操作要点。

3. 环境准备。无交叉感染的环境因素,落实安全保护措施,安静整洁,温湿度适宜,光线充足。

4. 用物准备。标配治疗车、凹形枕、软枕、中单、电极片、泡沫敷料、备负压吸引装置,必要时备抢救药品。

（三）操作程序

1. 携用物至床旁,核对患者信息,向患者解释操作的目的、注意事项及配合要点,取得配合。

2. 体位转换前 0.5～1 h 停止鼻饲并夹闭胃管,必要时抽吸胃内容物或行胃肠减压。

3. 检查伤口敷料情况,必要时更换;检查各管道情况,妥善固定并夹闭;保护皮肤,受压部位应使用防压力性损伤敷料。

4.使用密闭式吸引系统充分吸引口、鼻腔及人工气道分泌物。

5.使用翻身床者,按翻身床使用和操作方法转换体位。

使用普通床者,应分工协作:第一人位于床头,负责固定呼吸机管道和人工气道、安置头部和发出口令。第二人位于左侧床头,负责固定监护仪导线及同侧管路。第三人位于左侧床尾,负责固定尿管及该侧下方管道,摆放腿部。第四人位于右侧床头,负责固定该侧管道。第五人位于右侧床尾,负责固定该侧管道。必要时一人负责放软枕。再次确认患者生命体征平稳。

第一人发出口令后,固定头部,床两侧四人同时将患者托起,先移向床的一侧(一般移向深静脉置管侧为宜),将患者对侧手置于臀部下方,然后将患者转为90°侧卧,左右交接(管道和体位)。第二人负责将电极片按正确位置贴在患者背部并查看患者生命体征。

6.置俯卧位后,在患者双肩部、胸部、髂骨、小腿部下垫软枕,并使患者的腹部不接触到床垫,以利于膈肌的下移,使肺扩张。

7.翻身过程中严密观察患者生命体征变化。

8.协助患者身体各部位处于功能位,保证患者舒适度。

9.开放夹闭的管道,检查管道通畅及固定情况。

10.整理床单位,交代注意事项。

11.遵循新冠肺炎患者用物处置相关要求处置用物,洗手,记录。

(四)重点与难点

1.掌握俯卧位通气及终止的指征。

2.俯卧位通气时长的把握。

3.俯卧位通气的效果评价。

(五)观察及注意事项

1.实施俯卧位通气时,严格防止患者误吸的发生。通气前,充分吸净患者气道内痰液及口、鼻腔分泌物;俯卧位时宜进行小剂量喂养并注意胃残余量的监测,建议实施空肠营养管喂养。

2.俯卧位过程中,密切关注患者的生命体征、呼吸机参数及各项生理指标,保证有效通气。

3.定期评估各管路固定情况,对躁动患者适当镇静,防止管道扭曲、返折及非计划性拔管事件的发生。

4.俯卧位通气患者翻身时,应确保呼吸机管路连接紧密,避免端口断开影响通气效果及造成气溶胶扩散。

5.患者氧合指数持续低于150 mmHg时,可考虑实施每天12 h以上的俯卧位通气。

6.遇以下情况,应终止俯卧位通气:①心跳骤停;②严重的血流动力学不稳定;③恶性心律失常;④可疑的气管导管移位。

7.观察患者有无面部水肿、皮肤压力性损伤等并发症的发生,避免同一个部位长时间持续受压,可在患者受压及骨突部位贴减压敷料,发现异常应及时对症处理。

六、静脉-静脉体外膜肺氧合(V-V ECMO)护理操作规程

体外膜肺氧合(extracorporeal membrane oxygenation,ECMO)技术是将部分静脉血从体内引流到体外,经膜肺氧合后重新输入人体内,是一种通过体外循环系统为呼吸和循环衰竭患者提供生命支持的心肺辅助技术。ECMO模式主要有两种,即静脉-静脉模式(V-V ECMO)和静脉-动脉模式(V-A ECMO)。V-V ECMO用于单纯呼吸辅助,无循环辅助功能,插管位置可采用右颈内静脉-右股静脉。V-A ECMO见第六章第二节第四条。

(一)目的

1.改善低氧血症。

2.等待肺功能恢复。

3. 等待肺移植。

（二）操作前准备

1. 护士准备。遵循三级防护，携带必要的评估用物。

2. 患者评估与患者准备。

(1)评估患者体温、血压、脉搏、血氧饱和度以及呼吸频率、节律、深度等。

(2)评估患者意识状态，有无肌肉疼痛、乏力、咳嗽、咳痰、胸闷、气促、腹泻等症状。

(3)评估患者皮肤黏膜状态，包括皮肤色泽和弹性、肢端末梢循环、有无出血等。

(4)评估患者病情(相关化验、实验室检查和目前状况)。

(5)评估患者是否有 ECMO 上机指征。

(6)评估患者心理状态、对疾病的情绪反应、认知改变和防护依从性、合作程度及患者需求。

(7)了解 V-V ECMO 的目的、方法、注意事项及操作要点。

(8)协助患者取合适体位，戴一层医用外科口罩。

3. 环境准备。无交叉感染的环境因素，落实安全保护措施，安静整洁，温湿度适宜，光线充足。

4. 用物准备。标配治疗车、ECMO 仪器、ECMO 管路、ECMO 套包、静脉穿刺管 2 根、管道钳 6 个、预冲液、灭菌用水(加入水箱)、静脉穿刺包、手术用无菌巾、耦合剂、碘伏、纱布、无菌剪刀、换药碗、注射器(5 mL、20 mL、50 mL 各 4 个)、肝素钠、鱼精蛋白、备血、B 超机、无菌穿刺包、无菌手套、胶带、弹力绷带、扎带、扎带枪、缝针、缝线等。

（三）操作程序

1. 安装管路。

(1)洗手。

(2)连接 ECMO 机器及水箱电源。

(3)打开穿刺套包,戴无菌手套,连接入口管与泵头(勿上下扭动),用扎带固定连接处。

(4)安装膜肺,调整泵头与膜肺间距离,调节手摇泵距离(两人协作完成)。

(5)连接猪尾型管(膜肺前后各一),双通一定要关闭。

(6)用管道钳夹闭输液管后连接预冲液(注意:用管道钳夹闭输液管前端后,与离泵头近的三通连接)。

(7)将排气管与废液袋连接后,再与离泵头远的三通连接,用管道钳夹闭桥段。

(8)检查管路,准备预冲。

2. 预冲管路。

(1)洗手。

(2)打开输液管管道钳,在重力作用下排空泵头气体(出口管朝上)。

(3)泵头排尽空气后,用管道钳夹闭输液管及泵后管路(必要时在泵头出口抹耦合剂,抹于左右两侧及下侧),安装到离心泵驱动单元中,关闭锁件。

(4)打开 ECMO 开关,待自检通过后,按住右下方的"夹闭"按钮,上调流量旋钮至 1000 r/min 左右,再调回零,按零位调整按钮,流量归零。上调流量按钮至 1500 r/min,打开输液管、泵后管路管道钳。

(5)按顺序排空猪尾型管、膜肺(膜肺背面的排气阀不要全打开,否则容易崩出)及管路内气体,打开膜肺正面排气帽,待膜肺内无气体后重新安装排气帽。

(6)夹闭输液管及排气管,将废液袋气体排空,将输液管连接至废液袋,建立循环,充分运转后确保管路无气体。

(7)排空桥段内的气体。

(8)确定无气体后打开桥段处管道钳,关闭桥段处两个三通,形成自循环。

(9)断开输液管及排气管,连接肝素帽。

(10)向水箱注水至刻度线,连接水箱,打开电源,调节温度至 36～37 ℃

(图 5-5)。

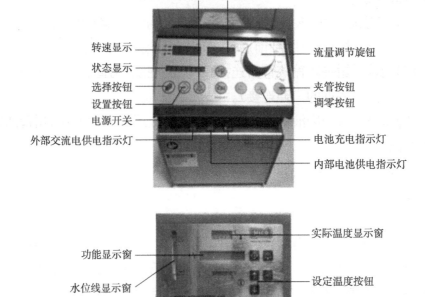

关闭声音按钮　　流量显示

转速显示————
状态显示————
————流量调节旋钮

选择按钮————
设置按钮————
电源开关————
外部交流电供电指示灯————
————夹管按钮
————调零按钮

————电池充电指示灯
————内部电池供电指示灯

————实际温度显示窗

功能显示窗————
水位线显示窗————
————设定温度按钮
————开关键
————水管接口

图 5-5　ECMO 机器面板示意图

(11)连接氧源、气源,连接膜肺与空氧混合器之间的氧气管。

3. V-V ECMO 上机。

(1)洗手。

(2)携用物至患者床旁,核对,向患者解释,取得配合。

(3)协助患者取平卧位,穿刺处皮肤予清洁备皮,注意保暖。

(4)建立静脉通道,遵医嘱用药,如镇静镇痛药物、血管活性药物等。

(5)协助医生铺无菌巾,在 B 超引导下进行静脉-静脉导管穿刺,穿刺成功后排尽空气,夹闭置入导管。在置管过程中与医生紧密配合,及时提供所需物品。

(6)操作过程中严密观察患者病情变化。

(7)置管成功后遵医嘱下调 ECMO 机器流速,并夹闭离心泵前端,协助医生将预冲完成的导管与置入的静脉-静脉导管采取无缝连接,遵医嘱调节参数并予抗凝治疗。

(8)再次核对各参数是否与医嘱一致,妥善固定管路。

(9)操作结束后,整理床单位,取合适体位,调整管道位置并用管道钳固定。

(10)维持患者体温在 35～37 ℃,低体温时应用加温毯或恒温水箱。

(11)遵循新冠肺炎患者用物处置相关要求处置用物,洗手,记录。

4. V-V ECMO 撤机。

(1)配合医生评估 ECMO 撤机指征并做好撤机试验,在撤机试验过程中严密观察患者的病情、生命体征、血气等变化。撤机试验成功后,积极配合医生做好撤机拔管工作。

(2)停机前遵医嘱使用肝素钠抗凝,防止血栓形成。

(3)去除所有管道固定物,遵医嘱下调 ECMO 参数(机器流速调至 1500 r/min),夹闭离心泵前端。

(4)协助医生拔出导管,迅速对穿刺点加压,必要时配合医生进行血管缝合,24 h 内严密观察出血情况,必要时遵医嘱使用鱼精蛋白。

(5)监测患者生命体征,必要时可以使用血管活性药物。

(6)整理床单位,协助患者取合适体位,交代注意事项。

(7)遵循新冠肺炎患者用物处置相关要求处理用物,洗手,记录。

(四)重点与难点

1. 严格执行无菌技术操作。

2. 安装、预冲管路时应及时、高效、规范操作。

3. 根据 ECMO 工作运转情况及患者的病情变化,遵医嘱动态调整机器参数(ECMO 泵转速、气流速和水箱温度)。

4. 遵医嘱做好患者凝血管理,监测患者活化部分凝血活酶时间

（activated partial thromboplastin time，APTT）及活化凝血时间（activated clotting time，ACT），APTT 维持在 50～70 s，ACT 维持在 140～180 s。如果有出血倾向，及时汇报医生，调整抗凝策略。

5. 报警的识别与处理。报警原因包括血流量过高或过低、SIG 耦合剂干燥、水箱水位过低等。

（五）观察及注意事项

1. 妥善固定管路，确定管道置入深度，保持管道通畅，避免牵拉、扭曲、打折、受压及移位，密切观察有无管道抖动、管道内有无气泡及管路穿刺点渗出情况，如果穿刺点有渗出，遵医嘱规范及时换药。

2. 保证管路的密闭性。结合患者情况尽量减少 V-V ECMO 管路中接头的连接，避免通过 V-V ECMO 管路三通给药或采样。

3. 每天检查水箱工作运转是否正常，遵医嘱设定温度为 36～37 ℃，并严密观察水箱实际温度和水位线。

4. 电源。交流电连接确切，妥善固定电源线，确保电压稳定及 ECMO 机器蓄电池性能良好。

5. 确保氧气及压缩空气压力稳定，密切观察空氧混合器工作状态是否良好。

6. 离心泵功能观察。严密检查离心泵工作运转是否正常、有无异响及血栓形成，一次性泵头位置合适，固定确切。严密监测血流量及泵头转速，确保流量高低限设定合理，患者血容量不稳定时及时汇报医生。流量探头部位耦合剂或连接装置正常（有些流量设备可能需要定期校零，以保证监测准确）。

7. 膜肺性能观察。中空纤维型的膜肺每天观察排气孔有无水滴，确保通气通畅，有必要每天行高气流量吹出中空纤维内的水珠。长时间应用后需要注意观察有无血浆渗出及血栓形成，一旦发现膜肺渗漏（大量血浆气泡从膜肺出口吹出），需要尽快置换膜肺。

8. ECMO 转流期间采用肺保护性通气策略，做好气道管理，遵医嘱做好血气分析的监测。

9. ECMO运行过程中,避免输注脂肪乳,以免影响膜式氧合器的氧合效果。

10. ECMO运行中要密切监测患者血红蛋白、胆红素和尿液量、颜色及肝、肾功能变化,若发现异常,应及时汇报医生处理。

11. 严密观察患者的意识、瞳孔、呼吸、血压、体温、血氧饱和度、中心静脉压、平均动脉压等,监测患者止凝血功能等。

12. 严密观察置管侧下肢血供情况,如皮肤颜色、温度、足背动脉搏动、肢体感觉、活动度及有无肿胀等。

13. ECMO撤机阶段中,在做好各项指标监测的同时,做好患者的康复锻炼(呼吸康复和肢体康复),对清醒患者要做好心理护理和基础护理。

14. 要熟练掌握 ECMO 相关应急预案,如 ECMO 断电、ECMO 管道进气、ECMO 管道滑脱及 ECMO 管道抖动等的应急预案。

15. 严密观察患者有无出血、栓塞、感染、溶血等并发症的发生,并对症处理。

第二节　重症患者人工气道护理

一、徒手开放气道技术操作规程

徒手开放气道是指在没有辅助装置情况下,操作者以正确的手法将气道充分打开,保持呼吸道通畅的一种技术,是在未建立可靠人工气道以前最简单、有效的开放气道的方法。

（一）目的

解除由咽喉部肌肉松弛、舌根后坠或软腭下垂等造成的上呼吸道梗阻,从而保持气道通畅。

(二)操作前准备

1.护士准备。遵循三级防护,携带必要的评估用物。

2.患者评估与患者准备。

(1)评估患者的病情、年龄、意识状态,有无肌肉疼痛、乏力、咳嗽、咳痰、胸闷、气促、腹泻等症状。

(2)评估患者的生命体征,如呼吸频率、节律、深度,血氧饱和度,脉搏,血压,末梢有无紫绀等缺氧症状。

(3)评估患者的气道阻塞症状,包括完全性气道阻塞和部分性气道阻塞。完全性气道阻塞指患者无法说话,随着缺氧的加重,迅速出现意识丧失、呼吸停止等症状。部分性气道阻塞可表现为鼾样呼吸、反常呼吸、三凹征和声音改变。

(4)评估患者有无呼吸道生理畸形、活动义齿、口咽分泌物和异物情况。

(5)评估患者有无头部、颈部或脊柱损伤。

(6)评估患者心理状态、对疾病的情绪反应、认知改变和防护依从性、合作程度及患者需求。

(7)了解徒手开放气道的目的、方法、注意事项及操作要点。

(8)协助患者取合适体位。

3.环境准备。无交叉感染的环境因素,落实安全保护措施,安静整洁,温湿度适宜,光线充足,床单位周围宽敞,必要时使用隔帘。

4.用物准备。标配治疗车、治疗盘内放置纱布、挂表、手电筒、血压计、听诊器、弯盘、记录单等。

(三)操作程序

1.调整体位。置患者于抢救体位,去枕平卧,使患者头、颈、躯干平卧无扭曲,双手放于躯干两侧,解开患者衣服领口、领带、围巾及腰带。

2. 清除患者口腔、气道内分泌物或异物,有义齿者应取下义齿。

3. 开放气道。

(1)仰头提颏法:①将一只手置于患者的前额,然后用手掌推动,使其头部后仰;②将另一只手的手指置于下颌的靠近颏部的骨性部分;③提起下颌,使颏部上抬。

(2)推举下颌法:①将两只手分别置于患者的头两侧,可将双肘置于患者仰卧的平面上;②将手指置于患者的下颌角下方并用双手提起下颌,使下颌前移;③如果患者双唇紧闭,用拇指推开下唇,使嘴唇张开。

(3)仰头抬颈法:①将一只手小鱼际部位置于患者的前额,使其头后仰;②另一只手抬起患者颈部,颈部上托。

4. 观察患者气道阻塞症状与缺氧程度有无改善,根据改善情况给予面罩吸氧,必要时置口咽通气道或气管插管,予以进一步生命支持。

5. 遵循新冠肺炎患者用物处置相关要求处置用物,洗手,记录。

(四)重点与难点

1. 掌握徒手开放气道的指征。
2. 徒手开放气道手法正确。

(五)观察及注意事项

1. 开放气道前应充分清除患者口咽部分泌物和异物,保持气道通畅。

2. 使用仰头提颏法时,注意手指不要深压颏下软组织,以免阻塞气道;注意患者头部后仰程度,避免过度上举下颏,造成口腔闭合。

3. 若怀疑患者头部、颈部或脊柱受伤,应采用推举下颌法,以减少颈部和脊柱移动,保持头部正中位,避免头后仰及左右扭动。

4. 徒手开放气道后,密切观察患者生命体征、呼吸频率、节律、深度和血氧饱和度,评估缺氧症状是否有效缓解。对于未能解除舌根后坠造成的上呼吸道梗阻,应立即给予辅助通气及高级生命支持(advanced life

support, ACLS)。

5. 施救者应具有很强的急救意识,反应迅速,动作轻柔。

二、经口气管插管口腔护理操作规程

经口气管插管是临床抢救危重症患者建立的人工气道。气管插管后患者呼吸道的正常防御功能、口腔内环境、吞咽功能和唾液功能发生变化,使大量牙菌斑聚集,细菌繁殖、下移,成为引起肺部感染的直接原因之一。因此,口腔护理对清除口腔内细菌数量,改变口腔内环境,维持口腔防御体系有重要作用。

(一)目的

1. 保持口腔清洁、湿润、舒适,预防口腔感染等并发症。

2. 清除口腔牙菌斑,去除异味,保持口腔正常功能。

3. 观察口腔黏膜、舌苔的变化及有无特殊口腔气味,提供病情动态变化信息。

(二)操作前准备

1. 护士准备。遵循三级防护,携带必要的评估用物。

2. 患者评估与患者准备。

(1)评估患者体温、血压、脉搏、血氧饱和度以及呼吸频率、节律、深度等。

(2)评估患者意识状态,有无肌肉疼痛、乏力、咳嗽、咳痰、胸闷、气促、腹泻等症状。

(3)评估患者皮肤黏膜,包括皮肤色泽和弹性、肢端末梢循环、有无出血等。

(4)评估患者病情、年龄和口腔情况(黏膜完整性、有无牙齿松动及义齿,测试口腔 pH,选择合适的口腔护理液)。

(5)听诊患者肺部呼吸音,评估缺氧程度、气管插管固定情况(型号、刻度、固定及气囊压力)。

(6)评估患者进食情况,有无脱水等。如患者实施肠内营养,暂停15~30 min,必要时行胃肠减压。

(7)评估患者心理状态、对疾病的情绪反应、认知改变和防护依从性、合作程度及患者需求。

(8)了解经口气管插管口腔护理的目的、方法、注意事项及操作要点。

(9)协助患者取合适体位。

3.环境准备。无交叉感染的环境因素,落实安全保护措施,安静整洁,温湿度适宜,光线充足。

4.用物准备。标配治疗车、治疗盘、口腔护理包、压舌板(必要时备开口器)、牙垫、pH试纸、口腔护理液、20 mL注射器、气囊压力表、负压吸引装置、密闭式吸痰管、0.9%氯化钠溶液、胶布2条、固定带、听诊器、手电筒、弯盘、棉签、石蜡油等。

(三)操作程序

1.携用物至患者床旁,核对患者信息,解释并取得配合。

2.检查气囊压力、气管插管固定情况及深度。

3.听诊双肺呼吸音,判断有无痰鸣音,吸痰。

4.协助患者取合适体位(抬高床头15°~30°),头部侧向操作者,协助者站于操作者对侧。

5.打开口腔护理包,将治疗巾铺于患者下颌处,弯盘置于治疗巾上。

6.用口腔护理液浸湿棉球,清点棉球数量。

7.湿润患者口唇、口角(口唇干裂者用石蜡油湿润)。

8.两人协作揭开气管插管固定胶布及固定带(如患者烦躁,可暂时不揭开胶布),其中一人作为助手,用左手托住患者下颌,并以此为支点,用拇指、食指固定气管插管和牙垫。

9.检查固定部位皮肤情况及插管深度,用压舌板轻轻撑开颊部,打开手电筒,仔细观察口唇、口腔黏膜及牙齿,注意有无松动牙齿及活动性义齿。

10.用注射器抽吸口腔护理液,依次由对侧向近侧、上侧向颊部冲洗,边冲洗边抽吸,观察吸引液颜色;注意冲洗和吸引适度,按需吸引口、鼻分泌物。

11.助手将气管插管移向操作者近侧,用止血钳夹紧棉球清洁口腔及牙的各面(包括牙内、外、侧面和咬合面,牙龈上腭颊部、舌面、舌底、口腔底等);助手将气管插管移向操作者对侧,按顺序擦洗近侧,更换牙垫。

12.再次评估患者口腔情况,观察气管插管深度,清点棉球无误后,擦净口、鼻及周围皮肤。

13.妥善固定气管插管及牙垫,避开原始固定的部位。

14.撤去弯盘、治疗巾。

15.再次听诊双肺呼吸音,与操作前对照,必要时吸痰。

16.整理床单元,协助患者取合适体位,交代注意事项。

17.遵循新冠肺炎患者用物处置相关要求整理用物,洗手,记录。

(四)重点与难点

1.操作过程中,避免刺激患者呛咳,防止气溶胶扩散。

2.做好气囊压力的监测,避免反流、误吸的发生。

3.妥善固定气管插管,防止导管移位、滑脱。

(五)观察及注意事项

1.操作前后听诊双肺呼吸音,判断有无痰鸣音,按需吸痰。

2.操作过程中,密切观察患者的口腔黏膜变化,如有无充血、炎症、糜烂、溃疡、肿胀及舌苔颜色的异常变化等;密切观察患者的病情变化,如口唇颜色、心率、心律、血氧饱和度等。

3.操作时动作要轻柔,防止损伤口腔黏膜,更换牙垫时应避免压迫口唇及舌头。

4.使用的棉球一定要夹紧,每次只夹取一个棉球,防止棉球遗留在患者口腔中,操作前后均须清点棉球数量。

5.操作后擦净患者颜面部,确保胶布及固定带松紧适宜,有效固定导管。

6.保持冲洗和吸引速度同步,防止坠积性肺炎、肺不张等并发症的发生。

三、密闭式人工气道吸痰护理操作规程

密闭式人工气道吸痰(closed endotracheal suctioning)是指给配备有密闭式吸痰装置的患者利用负压作用,经人工气道将呼吸道分泌物吸出,以保持呼吸道通畅的一种操作技术。

(一)目的

1.清理呼吸道分泌物,保持呼吸道通畅。

2.预防坠积性肺炎、肺不张等并发症。

3.促进呼吸功能,改善肺通气。

4.避免呼吸道传播疾病导致的交叉感染。

(二)操作前准备

1.护士准备。遵循三级防护,携带必要的评估用物。

2.患者评估与患者准备。

(1)评估患者疫区生活史、既往史、治疗史、流行病史、合并症等。

(2)评估患者体温、血压、脉搏、血氧饱和度以及呼吸频率、节律、深度等。

(3)评估患者意识状态,有无肌肉疼痛、乏力、咳嗽、咳痰、胸闷、气促、腹泻等症状。

(4)评估患者皮肤黏膜,包括皮肤色泽和弹性、肢端末梢循环、有无出血等。

(5)评估患者病情、呼吸机参数、缺氧程度等。

(6)评估患者吸痰指征(气道高压报警、血氧饱和度下降、听诊肺部闻及痰鸣音或气道内有可见分泌物等)。

(7)评估患者人工气道导管型号、插管深度、气囊压力、固定情况、口鼻腔黏膜及分泌物情况。

(8)评估患者对疾病的情绪反应、认知改变、防护依从性、合作程度及患者需求。

3.环境准备。无交叉感染的环境因素,落实安全保护措施,安静整洁,温湿度适宜,光线充足。

4.用物准备。标配治疗车、密闭式吸痰管、弯盘、一次性吸痰管、气囊压力表、清洁纸巾、手电筒、听诊器、一次性使用速干手消毒剂、一次性输液器、生理盐水、中心负压吸引装置、一次性简易呼吸器等。

(三)操作程序

1.洗手。

2.携用物至患者床旁,核对患者信息,解释并取得配合。

3.检查气囊压力、气管插管或气管切开套管固定情况及深度。

4.协助患者取合适体位(抬高床头 15°～30°)。

5.正确连接密闭式吸痰管。将密闭式吸痰管的负压控制阀与吸引器引流管连接,将密闭式吸痰管可旋转接头与气管插管或气管切开套管接头连接,将侧边开口与呼吸机 Y 管连接,使用一次性输液器连接生理盐水,再把输液器末端与冲洗连接口连接,将日期标签贴在密闭式吸痰管控制阀上,检查连接密闭性、有效性。

6.予以吸入纯氧 2 min。

7.调节合适负压(推荐成人＜150 mmHg),若痰液黏稠,可适当增加吸引器的负压。

8.左手拇指抬起放松负压阀并固定人工气道,右手拇指及食指将吸痰管缓慢送入气管插管(气管切开套管)至合适深度后向上提 1 cm。左手拇指按压负压阀,右手边旋转边吸引退出吸痰管,吸引时间不宜超过15 s。

9. 吸痰过程中严密观察患者的心率、心律、呼吸、血氧饱和度、口唇和指端颜色、呼吸机各参数及痰液的颜色、性状和量。

10. 吸痰完成以后,缓慢地抽回吸痰管(薄膜保护套拉直)直至看见吸痰管上的黑色指示线。

11. 拇指按压负压控制阀,开放生理盐水冲洗吸痰管。冲洗完毕,先关闭生理盐水,再放松负压阀。

12. 分离负压吸引与密闭式吸痰的连接,盖上密闭式吸痰管末端的保护帽,关闭负压吸引。

13. 予以吸入纯氧 2 min。

14. 评估吸痰效果,听诊双肺呼吸音,根据患者情况,必要时再次吸引。

15. 整理床单元,协助患者取合适体位,交代注意事项。

16. 遵循新冠肺炎患者用物处置相关要求整理用物,洗手,记录。

（四）重点与难点

1. 严格执行无菌技术操作。

2. 把握吸痰指征。

3. 正确安装、更换密闭式吸痰装置,保持密闭性。

（五）观察及注意事项

1. 选择适当型号的密闭式吸痰管,检查其有效期、密闭性及完整性。

2. 调节合适负压,吸痰动作轻柔,避免将薄膜弄破,如有破损,应及时更换密闭式吸痰管。

3. 吸痰过程中严密观察病情变化,每次吸痰时间应小于 15 s,若患者出现心率过快、剧烈呛咳、面色青紫、SpO_2 明显下降时,应停止吸痰。

4. 冲洗吸痰管时,保证吸痰管冲洗口位置低于人工气道导管,并持续按压负压阀直至吸痰管内冲洗液被充分吸净,避免误入气道。冲洗无菌生理盐水和输液器每 24 h 更换一次。

5.密闭式吸痰管按照产品说明每 24 h 更换一次。对于机械通气患者,更换密闭式吸痰管时,应在断开前设置成待机模式,避免气溶胶扩散。

6.注意观察有无气道黏膜损伤、出血、低氧血症、心律失常、感染等并发症,并做好对症处理。

第三节　重症患者呼吸康复护理

呼吸康复护理是指以循证医学为基础,通过呼吸康复手段为患者实施多学科、综合全面的干预,以达到改善患者呼吸困难,加强肌肉锻炼,提高运动耐力及生活质量的目的。常用的呼吸康复护理技术有徒手胸部叩击排痰技术、机械振动排痰技术、胸部震颤技术、体位引流、呼吸训练技术等。

一、徒手胸部叩击排痰技术操作规程

徒手胸部叩击排痰技术是指通过扣拍和振动使附着在气道壁上的黏稠痰液松动,促进痰液排出,预防肺不张、肺部感染等并发症,从而改善呼吸功能的一种物理康复方法。

（一）目的

1.利于痰液排出,防止气道分泌物潴留,促进肺泡复张。

2.改善通气/血流比例及呼吸功能。

3.改善心肺储备功能。

（二）操作前准备

1.护士准备。遵循三级防护，携带必要的评估用物。

2.患者评估与患者准备。

（1）评估患者意识状态、生命体征、病史（既往史、症状、体征等）、体格检查（神经、骨骼肌、胸肺）和辅助检查（血气分析、细菌学监测、胸片、CT等）。

（2）评估患者有无呼吸困难及其程度，有无肌肉疼痛、乏力、咳嗽、咳痰、胸闷、气促、腹泻等症状。

（3）停止鼻饲、进食患者需休息2 h。

（4）评估患者心理状态、对疾病的情绪反应、认知改变和防护依从性、合作程度及患者需求。

（5）了解徒手胸部叩击排痰技术的目的、方法、注意事项及操作要点。

（6）协助患者取合适体位，戴一层医用外科口罩。

3.环境准备。无交叉感染的环境因素，落实安全保护措施，安静整洁，温湿度适宜，光线充足。

4.用物准备。标配治疗车、听诊器、毛巾（必要时）、屏风、软枕、吸痰装置、吸痰包等。

（三）操作程序

1.携用物至患者床旁，核对并解释，取得配合。

2.听诊双肺，判断痰鸣音集中的部位；阅读X线胸片，判断炎性病灶所在的肺叶或肺段。

3.协助患者取侧卧或坐位，用薄毛巾或其他保护物包盖叩击部位，以保护皮肤，注意保暖。

4.叩击。五指并拢成空杯状（图5-6），利用腕力快速、有节奏地叩击胸部，叩击幅度以8 cm左右为宜，叩击频率为2～5次/s，每个治疗部位重复 3～5 min,单手或双手交替叩击。叩击原则:从下至上,从外至内,避开乳房和心脏,勿在脊柱、骨突部位进行。

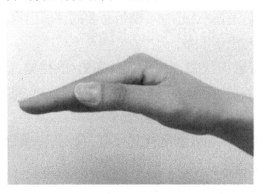

图 5-6　五指并拢成空杯状

5.震颤。嘱患者深呼吸,呼气时护士手掌紧贴胸壁,施加一定的压力并做上下抖动,吸气时停止振动。震颤频率可高达 200 次/min。注意震颤紧跟叩击后进行,且只在呼气时振动。

6.鼓励有效咳嗽,咳嗽无力的患者给予经人工气道吸痰,操作中应密切观察病情变化,并听取患者主诉。

7.排痰后再次进行肺部听诊。

8.整理床单位,取舒适体位,交代注意事项。

9.遵循新冠肺炎患者用物处置相关要求处置用物,洗手,记录。

（四）重点及难点

1.掌握徒手胸部叩击排痰的指征及禁忌证。

2.叩击及震颤手法正确。

3.叩击排痰的效果评估。

4.在叩击排痰的过程中,为避免患者因咳嗽、咳痰等而引起气溶胶扩散,应给予患者佩戴一次性医用口罩(有条件者佩戴防护口罩),医护人员在遵循三级防护的基础上佩戴一次性防护面屏。

（五）观察及注意事项

1. 操作前评估患者有无叩击禁忌证,禁忌证包括严重心律失常、血流动力学不稳定,肺部血栓、肺出血、肺挫裂伤,胸壁开放性损伤、胸部皮肤破溃和感染,未经引流的气胸、胸肋骨骨折,脊柱疾病、骨质疏松,凝血机制异常等。

2. 结合胸片或 CT 确定叩击部位,根据病情每天叩击 2～6 次,叩击治疗时间宜选择在餐前 30 min 或餐后 2 h。

3. 避免叩击心脏、乳腺、肾脏和肝脏等重要脏器及肿瘤部位。

4. 叩击时注意观察患者的反应。叩击后询问患者的感受,观察咳痰情况,再次听诊肺部呼吸音。

二、机械振动排痰技术操作规程

机械振动排痰技术是通过仪器振动,松动痰液而利于痰液排出,根据物理定向叩击原理设计,提供垂直力和水平力,可根据患者的病情、体重指数调节振动频率,使振动传导至深部组织,作用于深部的细小气道,有效排出深部组织的痰液,从而改善肺通气状况。

（一）目的

1. 增强术后、体弱患者排出呼吸系统痰液等分泌物的能力。

2. 改善肺部血液循环,促进呼吸肌产生咳嗽反射,有利于机体康复。

3. 预防、减少呼吸系统并发症。

（二）操作前准备

1. 护士准备。遵循三级防护,携带必要的评估用物。

2. 患者评估与患者准备。

(1)评估患者病情、年龄、意识状态,有无肌肉疼痛、乏力、咳嗽、咳痰、胸闷、气促、腹泻等症状。

(2)评估患者自主咳痰能力及呼吸道情况。

(3)评估患者背部或胸部皮肤情况。

(4)评估患者心理状态、对疾病的情绪反应、认知改变和防护依从性、合作程度及患者需求。

(5)了解机械振动排痰技术的目的、方法、注意事项及操作要点。

(6)协助患者取合适体位,戴一层医用外科口罩。

3.环境准备。无交叉感染的环境因素,落实安全保护措施,安静整洁,温湿度适宜,光线充足。

4.用物准备。标配治疗车、排痰仪、叩击头、负压吸引装置、密闭式吸痰管、听诊器、弯盘、纱布等。

(三)操作程序

1.携用物至床旁,核对病人信息,解释操作目的,取得配合。

2.协助患者取正确体位。

3.根据叩击部位选择叩击头,正确安装。

4.接通电源,打开开关。根据病情和体质情况调节振动的频率,一般是 20~35 次/s,定时 10~15 min。

5.将叩击头紧密贴合叩击部位进行排痰,按照从外至内、从下至上的顺序进行振动排痰,每个部位振动时间为 1~2 min。

6.指导患者有效咳嗽或及时行人工气道吸痰。

7.振动过程中,注意倾听患者的不适主诉,严密观察患者的面色、呼吸、生命体征、有无呛咳、缺氧及耐受情况。观察分泌物的性状、颜色及量。

8.若患者有不适主诉或病情有变化,及时暂停治疗。

9.治疗完毕,进行肺部听诊,评估效果。

10.整理床单位,协助取舒适体位,交代注意事项。

11.遵循新冠肺炎患者用物处置相关要求处置用物,洗手,记录。

（四）重点与难点

1. 掌握机械振动排痰的指征及禁忌证。

2. 根据叩击部位选择合适的叩击头。

3. 振动排痰的效果评估。

4. 在机械振动排痰的过程中，为避免患者因咳嗽、咳痰等而引起气溶胶扩散，应给予患者佩戴一次性医用口罩（有条件者佩戴防护口罩），医护人员在遵循三级防护的基础上佩戴一次性防护面屏。

（五）观察及注意事项

1. 严格掌握振动排痰禁忌证：出血性疾病或凝血功能异常、有发生出血倾向者；气胸、胸壁疾病；肺出血及咯血；房颤、室颤等各种心律失常；急性心梗，不能耐受振动的患者。

2. 治疗时间的选择。每日治疗 2～4 次，选择餐前 1～2 h 或餐后 2 h 进行治疗。为了提高治疗效果，治疗前 20 min 进行雾化吸入治疗，治疗后 5～10 min 鼓励患者自主咳痰或吸痰。

3. 振动排痰仪的基本治疗频率为 20～35 次/s，频率不能超过35 次/s。

4. 使用叩击接合器治疗时，保持叩击接合器上的箭头始终向着患者的主气道，并在痰多部位稍作停留。叩击头应避开心脏、乳腺、肝脏和肾脏等重要器官。

5. 密切观察患者的呼吸、氧饱和度及治疗耐受情况。

6. 注意观察有无疼痛、心律失常等并发症的发生，并做好对症处理。

7. 排痰后询问患者的感受，观察咳痰情况，再次听诊肺部呼吸音。

第六章 重症患者循环监测与护理

第一节 循环无创监测与护理

一、心电监护操作规程

心电监护是指持续或间断地监测患者生命体征并作出分析,及时发现危重症患者病情变化的监测技术,可为临床诊断和救治患者提供重要的参考依据。

（一）目的

1. 直接测量、监测患者生命体征,并对所测得的数据进行分析和处理。

2. 了解各参数趋势图。

3. 当监测的数值高于或低于预设范围时,发出报警信号进行提醒。

（二）操作前准备

1. 护士准备。遵循三级防护,携带必要的评估用物。

2. 患者评估与患者准备。

（1）评估患者的年龄、病情、意识状态、酒精过敏史;患者皮肤状况,指甲有无异常,双上肢有无偏瘫等疾患;有无肌肉疼痛、乏力、咳嗽、咳痰、胸闷、气促、腹泻等症状。

（2）评估患者心理状态、合作程度及患者需求。

（3）了解心电监护的目的、方法、注意事项及配合要点。

（4）协助患者取合适体位，戴一层医用外科口罩。

3. 环境准备。无交叉感染的环境因素，落实安全保护措施，安静整洁，温湿度适宜，光线充足，无电磁波干扰。

4. 用物准备。标配治疗车、完好备用监护仪 1 台、治疗盘（内备电极片）、75％乙醇（乙醇过敏者备生理盐水）、棉签、弯盘、医嘱单等。

（三）操作程序

1. 携用物至患者床旁，核对患者信息，向患者解释并取得配合。

2. 连接监护仪电源并启动，连接电极片。

3. 进入"主菜单"，输入患者的一般信息；根据病情设置相应的监护通道（HR、R、BP、SpO_2）。

4. 暴露胸部，清洁患者皮肤。

5. 粘贴电极片于患者身体正确部位：右上（RA），右锁骨中线第 1 肋间；左上（LA），左锁骨中线第 1 肋间；右下（RL），右锁骨中线剑突水平处；左下（LL），左锁骨中线剑突水平处；胸导（C），胸骨左缘第 4 肋间。

6. 根据 SpO_2 传感器类型，将其正确放置于手指、足趾或耳郭处，使其接触良好。

7. 将血压袖带连接在正确位置（肱动脉：袖带平整置于上臂中部，下缘距肘窝 2～3 cm，松紧以 1 指为宜。腘动脉：袖带缠于大腿下部，下缘距腘窝 3～5 cm），测血压肢体与患者心脏置于同一水平位置，启动测量血压。

8. 监护仪设置。

（1）进入心电子菜单，设置合适导联，调节振幅至波形清晰、无干扰。

（2）进入血压 NBP 子菜单，设置测量血压方式和间隔时间。

（3）使报警处于"ON"位置，设置报警上下限数值。

9. 正确识别心电图。正确读取监护参数，识别心电波形。

10. 整理床单位，协助患者取舒适体位，交代注意事项。

11. 遵循新冠肺炎患者用物处置相关要求处置用物, 洗手, 记录。

12. 停止心电监护。

(1) 双人核对医嘱, 核对患者信息, 向患者解释并取得配合。

(2) 关闭监护仪, 撤离导线。

(3) 清洁皮肤, 整理床单位, 协助患者取舒适体位, 交代注意事项。

(4) 遵循新冠肺炎患者用物处置相关要求处置用物, 洗手, 记录。

(四) 重点与难点

1. 心电电极片的粘贴位置准确。

2. 识别与处理心电监护的干扰因素。

3. 异常心电图的识别。

(五) 观察及注意事项

1. 心电电极导线应从颈前引出, 以免因患者翻身时拉脱电极; SpO_2 指套应避免与测量血压肢体同侧。

2. 密切观察测压肢体有无肿胀、回流不畅; 粘贴心电电极片处的皮肤有无破损; SpO_2 指套局部有无出现皮肤破损、缺血缺氧坏死等并发症。如有异常, 及时给予对症处理。

3. 监测过程中避免各种干扰因素所致的伪差。

(1) 造成心电伪差的干扰因素: 肌电干扰见于情绪过分紧张、寒战或有甲亢及帕金森征; 交流电干扰见于病房内各类电器或使用手机; 心电图基线不稳见于患者活动时、过度呼吸动作或线路连接不良等; 心电图出现不规则杂波形见于皮肤干燥、电极松弛、接触不良等。

(2) 血压的干扰因素: 袖带缠得太紧、肱动脉高于心脏水平时测得的数值均偏低; 袖带缠得太松、肱动脉低于心脏水平时测得的血压值均偏高; 立位血压高于坐位血压, 坐位血压高于卧位血压; 右上肢血压高于左上肢 $10\sim20$ mmHg, 下肢血压高于上肢 $20\sim40$ mmHg。

(3) 脉搏血氧饱和度的干扰因素: 涂抹指甲油、灰指甲、肢体温度过低、末梢循环不良等。

二、床旁心电图操作规程

床旁心电图机是用来记录心脏活动时所产生的生理电信号的仪器，操作便捷，已经成为各级各类医院最为普及的设备之一，在心脏相关疾病的诊断中具有重要的临床应用价值。

（一）目的

1. 记录患者的心律、心率，分析与鉴别心律失常。

2. 反映心肌受损的程度和发展过程。

3. 观察心律失常药物的疗效，指导心律失常药物的使用。

4. 监测电解质的改变。

（二）操作前准备

1. 护士准备。遵循三级防护，携带必要的评估用物。

2. 患者评估与患者准备。

（1）评估患者的年龄、病情、意识状态、目前用药情况、皮肤状况，有无肌肉疼痛、乏力、咳嗽、咳痰、胸闷、气促、腹泻等症状。

（2）评估患者心理状态、合作程度及患者需求。

（3）了解床旁心电图操作的目的、方法、注意事项及配合要点。

（4）协助患者取合适体位，戴一层医用外科口罩。

3. 环境准备。无交叉感染的环境因素，落实安全保护措施，安静整洁，光线充足，温湿度适宜，无电磁波干扰。

4. 用物准备。标配治疗车、完好备用的心电图机 1 台、屏风、生理盐水或导电膏、纱布、棉签、笔等。

（三）操作程序

1. 携用物至患者床旁，核对患者信息，向患者解释并取得配合。

2.用屏风遮挡,保护隐私。

3.取各导联线,放于患者身体一侧,协助患者暴露四肢导联接触部位。

4.用棉签蘸生理盐水或导电膏,分别涂抹在左右手腕关节内侧上三横指处、左右内踝上三横指处。

5.按电极板颜色指示,正确连接肢体导联:红,右腕关节上 3 cm 处;黄,左腕关节上 3 cm 处;绿,左踝关节上 3 cm 处;黑,右踝关节上 3 cm 处。

6.协助患者解开衣扣,暴露胸前区,用棉签蘸生理盐水或导电膏涂抹胸前区皮肤,正确连接胸前导联:V_1 导联,胸骨右缘第 4 肋间;V_2 导联,胸骨左缘第 4 肋间;V_3 导联,V_2 与 V_4 连线的中点;V_4 导联,左锁骨中线第 5 肋间水平处;V_5 导联,左腋前线同 V_4 水平;V_6 导联,左腋中线同 V_4 水平。

7.打开电源开关,观察每个导联是否清晰。

8.按记录键,输入患者姓名、年龄、性别等资料,按打印键,喷墨出图(纸速一般为 25 mm/s,每个导联记录 4~6 个心动周期)。

9.描记完毕,取下各导联线。

10.用干纱布擦干患者电极连接处皮肤,协助患者穿好衣服,移去屏风。

11.整理床单位,协助患者取舒适体位,交代注意事项。

12.操作后查对并上传至心电图室。

13.遵循新冠肺炎患者用物处置相关要求处置用物,洗手,记录。

(四)重点与难点

1.正确连接肢体导联和胸导联。

2.心电图干扰因素的识别与处理。

3.常见异常心电图的识别。

(五)观察及注意事项

1.操作前患者需静卧。描记心电图时一般取平卧位,不能平卧者可取半卧位。注意保暖,避免过度暴露患者。

2.各导联电极安放位置正确,与皮肤密切接触;描记心电图时嘱患者平静呼吸,勿交谈和活动肢体。

3.心电图机定期充电,放置于稳固平面上,移动时避免剧烈的机械震动。

第二节　循环有创监测与护理

一、中心静脉压监测护理操作规程

中心静脉压(central venous pressure,CVP)是指监测上、下腔静脉进入右心房处的压力,可反映右心前负荷,是临床观察血流动力学的主要指标之一。CVP 正常值为 5～12 cmH$_2$O。

(一)目的

1.监测严重创伤、休克以及急性循环功能衰竭等危重症患者。

2.监测需接受大量、快速输液或输血的患者。

3.监测心血管代偿功能不全,需进行危险性较大的手术或手术本身会引起血流动力学显著变化的患者。

4.鉴别患者少尿及无尿的原因。

(二)操作前准备

1.护士准备。遵循三级防护,携带必要的评估用物。

2.患者评估与患者准备。

(1)评估患者意识状态、病情、生命体征,有无肌肉疼痛、乏力、咳嗽、咳痰、胸闷、气促、腹泻等症状。

(2)评估患者穿刺部位皮肤有无炎症、瘢痕、硬结、皮肤病、水肿等。

(3)评估患者测压途径:颈内静脉、锁骨下静脉、颈外静脉和股静脉，首选锁骨下静脉和颈内静脉。

(4)评估患者心理状态、合作程度及患者需求。

(5)了解 CVP 监测的目的、方法、注意事项及配合要点。

(6)协助患者取合适体位,戴一层医用外科口罩。

3.环境准备。无交叉感染的环境因素,落实安全保护措施,安静整洁,光线充足,温湿度适宜,适合无菌操作。

4.用物准备。标配治疗车、完好备用的监护仪或压力测量仪、压力监测模块、传感导线、压力传感器、加压袋、治疗盘、0.9%氯化钠注射液、无菌治疗巾、三通、75%乙醇棉片、弯盘、记录单、敷料、胶布等。

(三)操作程序

1.携用物至患者床旁,核对患者信息,向患者解释并取得配合。

2.开启监护仪电源,将传感导线连接于监护仪的压力模块上。

3.连接压力传感器,将 0.9%氯化钠注射液置于加压袋内并悬挂于输液架上,消毒 0.9%氯化钠注射液瓶口,将一次性压力传感器冲管端插入液面下,加压至 150～300 mmHg,将一次性压力传感器与导线连接,打开冲管阀排气。确认管路连接紧密,整个管路无气泡。

4.连接中心静脉导管,消毒中心静脉导管端输液接头,将一次性压力传感器与中心静脉导管相连接,冲管。

5.测压前校零:①协助患者取平卧位;②将压力传感器置于右心房水平(即第 4 肋间与腋中线交叉处);③转动三通开关,关闭中心静脉导管;④打开压力传感器的排气孔,使压力传感器与大气相通;⑤按监护仪归零键,当监护仪 CVP 监测数值显示"0"时,提示校零成功。

6.校零完毕,转动三通,关闭压力传感器的排气孔,使压力传感器与大气隔绝而与中心静脉导管相通,此时监护仪显示出所测 CVP 的波形与数值,调节波形振幅。

7.整理床单位,协助患者取舒适体位,交代注意事项。

8.遵循新冠肺炎患者用物处置相关要求处置用物,洗手,记录。

(四)重点与难点

1.严格执行无菌技术操作。

2.保持中心静脉导管位置正确。

3.测量前准确校零。

4.监测时避免影响中心静脉压的因素。

5.中心静脉压波形的监测与结果的判断。

(五)观察及注意事项

1.判断中心静脉导管前端是否位于上、下腔静脉或右心房内,可通过回抽有无回血、观察导管外露刻度、结合胸片等方法来判断。

2.妥善固定导管,防止扭曲、打折及移位,确保管道通畅;疑有管腔堵塞时,不可强行冲管。

3.测量时以平卧位为宜,患者体位改变时需重新校对零点。

4.咳嗽、吸痰、呕吐、躁动、抽搐等均影响 CVP 值,应在患者安静 10～15 min后测量;机械通气患者应用呼气末正压及吸气压大于 25 cmH$_2$O时,胸膜腔内压增加,测压时视病情可短暂脱开呼吸机。

5.做好穿刺部位皮肤的护理,保持穿刺点清洁干燥,如发生污染、渗血或敷料完整性被破坏时,应及时换药。

6.密切观察中心静脉压波形与数值,综合判断病情变化,并配合医生进行积极处理。中心静脉压临床意义见表 6-1。

表 6-1　中心静脉压临床意义

中心静脉压（CVP）	血压（BP）	尿量	提示
低	低	少	血容量不足或血管扩张
进行性增高	低	少	胸腔内出血、心脏压塞、心功能不全
高	正常或低	少	心肌收缩力弱,血容量过度或右心衰竭
低	高	少	回心血量不足,周围血管收缩
高	高	少	右心功能不全或肺循环阻力增加,血管收缩或肾功能不全
正常	低	少	右心功能不全,血管收缩,左心室排血量低
高	高	多	单纯血容量增加,组织间液回流量增加

二、有创动脉血压监测护理操作规程

有创动脉血压(invasive arterial blood pressure)监测是指动脉穿刺置管后通过压力测量仪进行实时的动脉内测压,能够准确反映每个心动周期动脉收缩压、舒张压和平均动脉压的变化数值与波形,是一种常用的有创血流动力学监测方法。

（一）目的

1.动态监测呼吸衰竭、各种类型的大出血、休克、心脑及其他大手术后以及亚低温治疗的患者。

2.准确监测血压。

3.及时调整药物剂量。

4.方便采集动脉血标本。

（二）操作前准备

1.护士准备。遵循三级防护,携带必要的评估用物。

2.患者评估与患者准备。

(1)评估患者意识、病情、生命体征,有无肌肉疼痛、乏力、咳嗽、咳痰、胸闷、气促、腹泻等症状。

(2)评估患者穿刺部位皮肤有无炎症、瘢痕、硬结、皮肤病、水肿等。

(3)评估患者测压途径,如桡动脉、股动脉、肱动脉、足背动脉等,首选桡动脉。

(4)评估患者心理状态、合作程度及患者需求。

(5)了解有创动脉血压监测的目的、方法、注意事项及配合要点。

(6)协助患者取合适体位,戴一层医用外科口罩。

3.环境准备。无交叉感染的环境因素,落实安全保护措施,安静整洁,光线充足,温湿度适宜,适合无菌操作。

4.用物准备。标配治疗车、完好备用的监护仪或压力测量仪、压力监测模块、传感导线、压力传感器、加压袋、治疗盘、肝素稀释液或0.9%氯化钠注射液、无菌治疗巾、75%乙醇棉片、弯盘、记录单、敷料、胶布等。

(三)操作程序

1.携用物至患者床旁,核对患者信息,解释操作的过程及目的,取得配合。

2.开启监护仪电源。

3.连接导线,将传感导线连接于压力模块上。

4.连接压力传感器。将肝素稀释液置于加压输液袋内并悬挂于输液架上,消毒肝素稀释液瓶口,将一次性压力传感器冲管端插入液面下;加压至300 mmHg,将一次性压力传感器与导线连接,打开冲管阀排气。确认管路连接紧密,整个管路无气泡。

5.连接动脉导管。消毒动脉导管端接头,将一次性压力传感器与动脉导管相连接,冲管。

6.测压前先进行校零:①协助患者取平卧位;②将压力传感器置于右心房水平(即第4肋间与腋中线交叉处);③转动三通开关,关闭动脉导管;④打开压力传感器的排气孔,使压力传感器与大气相通;⑤按监护仪归零键,当监护仪动脉血压监测数值显示"0"时,提示校零成功。

7. 调试完毕,转动三通,关闭压力传感器的排气孔,使压力传感器与大气隔绝而与动脉导管相通,此时监护仪显示出所测动脉压力的波形与数值,调节波形振幅。

8. 操作完毕后,将压力传感器与动脉导管连接处予以无菌治疗巾覆盖。

9. 整理床单位,协助患者取舒适体位,交代注意事项。

10. 遵循新冠肺炎患者用物处置相关要求处置用物,洗手,记录。

(四)重点与难点

1. 严格执行无菌技术操作。

2. 测量前准确校零。

3. 有创动脉血压波形的监测与结果判断。

(五)观察及注意事项

1. 妥善固定导管,防止扭曲、受压、脱管,加压袋的压力保持在300 mmHg,保持管道通畅;疑有管腔堵塞时,不可强行冲管,防止发生动脉栓塞,引起肢体缺血、坏死。

2. 测量时以平卧位为宜,患者体位改变时需重新校对零点。

3. 观察穿刺部位有无出血、感染,做好穿刺部位皮肤的护理,保持穿刺点清洁干燥,如发生污染、渗血或敷料完整性被破坏时,应及时换药。

4. 密切观察有创动脉血压波形及数值,发现异常时配合医生进行积极处理。

三、脉搏指示连续心排血量监测护理操作规程

脉搏指示连续心排血量(pulse indicator continuous cardiac output, PiCCO)监测技术是指采用热稀释方法测量单次的心排血量,是一种简

便、微创、高效的对重症患者主要血流动力学参数进行检测的技术。

（一）目的

1. 监测和计算血流动力学参数。

2. 分析热稀释曲线的平均传输时间和下降时间，计算血管内和血管外的液体容积。

3. 监测胸腔内血容量、血管外肺水含量及每搏排出量变异度等容量指标，反映机体容量状态，指导临床容量管理。

（二）操作前准备

1. 护士准备。遵循三级防护，携带必要的评估用物。

2. 患者评估与患者准备。

(1)评估患者的年龄、病情、生命体征，有无肌肉疼痛、乏力、咳嗽、咳痰、胸闷、气促、腹泻等症状。

(2)评估患者的出凝血功能及患者导管经过的通道上有无畸形等。

(3)评估患者心理状态、合作程度及患者需求。

(4)了解 PiCCO 操作的目的、方法、注意事项及配合要点。

(5)协助患者取合适体位，戴一层医用外科口罩。

3. 环境准备。无交叉感染的环境因素，落实安全保护措施，安静整洁，光线充足，温湿度适宜。

4. 用物准备。标配治疗车、PiCCO 导管专用心排出量监测模块及专用数据线(连接在监护仪上)、无菌治疗巾、加压袋、0.9%氯化钠注射液 250 mL、胶布等。

（三）操作程序

1. 携用物至患者床旁，核对患者信息，向患者解释并取得配合。

2. 开启监护仪，输入患者身高及实际体重并保存。

3. 连接 PiCCO 专用动脉导管并有效固定。

4.连接传感器电缆,加压袋加压至 300 mmHg。

5.开始测压前,检查各管道连接是否通畅、无气泡。

6 测压前,患者取平卧位,将换能器参考点置于腋中线第 4 肋间心房水平,将换能器压力调零。

7.协助医生用热稀释法对脉搏指示分析进行重新校正,连续 3 次,获取正确数值。

8.整理床单位,协助患者取舒适体位,交代注意事项。

9.遵循新冠肺炎患者用物处置相关要求处置用物,洗手,记录。

（四）重点与难点

1.严格执行无菌技术操作。

2.保持中心静脉导管及股动脉导管位置正确。

3.测量前用热稀释法准确校正。

4.热稀释曲线异常的识别与处理。

（五）观察及注意事项

1.观察中心静脉导管及股动脉导管外露刻度,确保导管位置准确。妥善固定导管,防止扭曲、打折及移位,确保管道通畅;疑有管腔堵塞时,不可强行冲管。

2.每次动脉压修正后,必须通过热稀释法对脉搏指示分析进行重新校正。

3.热稀释法校准时选择 0.9％氯化钠注射液,液体温度 4 ℃,液体容量必须与心输出量仪器预设液体容积一致,注射时间在 5 s 以内,每 6～8 h 校准一次。

4.密切观察热稀释曲线与数值,发现异常时配合医生进行积极处理。

（1）上升支平缓,曲线下面积大,测量结果低于实际心输出量,系因液体注射过慢,需将注射时间严格控制在 5 s 以内。

（2）基线不稳或基线漂移，系因两次液体注射间隔时间过短，宜将注射间隔时间延长至 70 s 以上。

（3）患者的呼吸、心率、体位和肢体活动是基线波动的影响因素，所以一般选择在呼气末进行测量。

（4）三尖瓣反流时，测量结果低于实际值，甚至测不出结果。

5. 做好穿刺部位皮肤的护理，保持穿刺点清洁干燥，如发生污染、渗血或敷料完整性被破坏时，应及时换药。

四、静脉-动脉体外膜肺氧合（V-A ECMO）护理操作规程

V-A ECMO 根据插管部位不同分为中心插管和外周插管两种形式。成人循环辅助最常选用股静脉-股动脉插管方式。

（一）目的

1. 有效改善低氧血症及循环灌注不足。

2. 维持血流动力学稳定，等待恢复心脏功能。

3. 等待心脏移植。

（二）操作前准备

1. 护士准备。遵循三级防护，携带必要的评估用物。

2. 患者评估与患者准备。

（1）评估患者体温、血压、脉搏、血氧饱和度以及呼吸频率、节律、深度等。

（2）评估患者意识状态，有无肌肉疼痛、乏力、咳嗽、咳痰、胸闷、气促、腹泻等症状。

（3）评估患者皮肤黏膜，包括皮肤色泽和弹性、肢端末梢循环、有无出血等。

（4）评估患者病情（相关化验、实验室检查和目前状况）。

（5）评估患者是否有 ECMO 上机指征。

(6)评估患者心理状态、对疾病的情绪反应、认知改变和防护依从性、合作程度及患者需求。

(7)了解 V-A ECMO 的目的、方法、注意事项及操作要点。

(8)协助患者取合适体位,戴一层医用外科口罩。

3.环境准备。无交叉感染的环境因素,落实安全保护措施,安静整洁,宽敞明亮,温湿度适宜,有合适电源、气源和氧源。

4.用物准备。标配治疗车、ECMO 仪器、ECMO 管路、ECMO 套包、动静脉穿刺管、管道钳 6 个、预冲液、灭菌用水(加入水箱)、动静脉穿刺包、手术用无菌巾、耦合剂、碘伏、纱布、无菌剪刀、换药碗、注射器(5 mL、20 mL 和 50 mL 各 4 个)、肝素钠、鱼精蛋白、备血、B 超机、无菌穿刺包、无菌手套、胶布、弹力绷带、扎带、扎带枪、缝针、缝线等。

(三)操作程序

1.安装管路。

(1)洗手。

(2)连接 ECMO 机器及水箱电源。

(3)打开穿刺套包,戴无菌手套,将入口管与泵头连接(勿上下扭动),用扎带固定连接处。

(4)安装膜肺,调整泵头与膜肺间的距离,调节手摇泵距离(两人协作完成)。

(5)连接猪尾型管(膜肺前后各一),双通一定关闭。

(6)用管道钳夹闭输液管后连接预冲液(注意:用管道钳夹闭输液管前端后,与离泵头近的三通连接)。

(7)将排气管与废液袋连接后,与离泵头远的三通连接,用管道钳夹闭桥段。

(8)检查管路,准备预冲。

2.预冲管路。

(1)洗手。

(2)打开输液管管道钳,利用重力作用排空泵头气体(出口管朝上)。

(3)泵头排尽空气后,用管道钳夹闭输液管和泵后管路(必要时在泵头出口涂抹耦合剂,涂于左右两侧及下侧),安装到离心泵驱动单元中,关闭锁件。

(4)打开 ECMO 开关,待自检通过后,按住右下的"夹闭"按钮,上调流量旋钮至 1000 r/min 左右,再调回零,按"零位调整按钮",流量归零。上调流量按钮至 1500 r/min,打开输液管和泵后管路的管道钳。

(5)按顺序排空猪尾型管、膜肺(膜肺背面的排气阀不要全打开,容易崩出)及管路内气体,打开膜肺正面排气帽,待膜肺内无气体后重新安装排气帽。

(6)夹闭输液管及排气管,将废液袋内气体排空,将输液管连接到废液袋上,建立循环,充分运转后确保管路内无气体。

(7)排空桥段内的气体。

(8)确定无气体后打开桥段处管道钳,关闭桥段处两个三通,形成自循环。

(9)断开输液管及排气管,连接肝素帽。

(10)向水箱内注水至刻度线,连接水箱,打开电源,调节温度至 36～37 ℃。

(11)连接氧源、气源,连接膜肺与空氧混合器之间的氧气管。

3. V-A ECMO 上机。

(1)洗手。

(2)携用物至患者床旁,核对信息,向患者解释并取得合作。

(3)协助患者取平卧位,穿刺处皮肤予清洁备皮,注意保暖。

(4)建立静脉通道,遵医嘱用药,如镇静镇痛药物、血管活性药物等。

(5)协助医生铺无菌巾,在 B 超引导下进行动脉-静脉导管穿刺,穿刺成功后排尽空气,然后夹闭置入导管。在置管过程中与医生紧密配合,及时提供所需物品。

(6)操作过程中严密观察患者病情变化。

(7)置管成功后遵医嘱下调 ECMO 机器流速,并夹闭离心泵前端,协助医生将预冲完成的导管与置入的动脉-静脉导管采取无缝连接,遵医嘱调节参数并予抗凝。

(8)再次核对各参数是否与医嘱一致,妥善固定管路。

(9)操作结束后,整理床单位,取合适体位,调整管道位置并用管道钳固定。

(10)维持患者体温在 35～37 ℃,低体温时应用加温毯或恒温水箱。

(11)遵循新冠肺炎患者用物处置相关要求处置用物,洗手,记录。

4. V-A ECMO 撤机。

(1)配合医生评估 ECMO 撤机指征并做好撤机试验,在撤机试验过程中严密观察患者的病情、生命体征、血气等变化。撤机试验成功后,积极配合医生做好撤机拔管工作。

(2)停机前遵医嘱使用肝素钠抗凝,防止血栓形成。

(3)去除所有管道固定物,遵医嘱下调 ECMO 参数(调节机器流速至 1500 r/min),并夹闭离心泵前端。

(4)协助医生拔出导管,迅速对穿刺点加压,必要时配合医生进行血管缝合,24 h 内严密观察出血情况,必要时遵医嘱使用鱼精蛋白。

(5)监测患者生命体征,必要时使用血管活性药物。

(6)整理床单位,协助患者取合适体位,交代注意事项。

(7)遵循新冠肺炎患者用物处置相关要求处理用物,洗手,记录。

(四)重点与难点

1.严格执行无菌技术操作。

2.安装、预冲管路时应及时、高效、规范操作。

3.根据 ECMO 工作运转情况及患者的病情变化,遵医嘱动态调整机器参数(ECMO 泵转速、气流速和水箱温度)。

4. ECMO 辅助期间,遵医嘱动态调整抗凝药物剂量,使患者凝血指标达到理想状态。

5. 报警的识别与处理。报警原因包括血流量过高或过低、SIG 耦合剂干燥、水箱水位过低等。

(五)观察及注意事项

1. 妥善固定管路,确定管道置入深度,保持管道通畅,避免牵拉、扭曲、打折、受压及移位。密切观察有无管道抖动、管道内有无气泡及管路穿刺点渗出情况,如穿刺点有渗出,遵医嘱及时换药。

2. 保证管路的密闭性,结合患者情况,尽量减少管路中接头的连接,避免通过管路三通给药或采样。

3. 每天检查水箱工作运转是否正常,遵医嘱设定温度为 36～37 ℃,并严密观察水箱实际温度和水位线。

4. 电源。交流电连接确切,妥善固定电源线,确保电压稳定及 ECMO 机器蓄电池性能良好。

5. 确保氧气及压缩空气压力稳定,密切观察空氧混合器工作状态是否良好。

6. 离心泵功能观察。严密检查离心泵工作运转是否正常,有无异响及血栓形成,一次性泵头位置合适,固定确切。严密监测血流量及泵头转速,确保流量高低限设定合理,患者血容量不稳定时及时汇报医生。流量探头部位耦合剂或连接装置正常(有些流量设备可能需要定期校零,以保证监测准确)。

7. 膜肺性能观察。中空纤维型的膜肺每天观察排气孔有无水滴,确保通气通畅,有必要每天行高气流量吹出中空纤维内的水珠。长时间应用后需要注意观察有无血浆渗出及血栓形成,一旦发现膜肺渗漏(大量血浆气泡从膜肺出口吹出),需要尽快置换膜肺。

8. ECMO 转流期间采用肺保护性通气策略,做好气道管理,遵医嘱做好血气分析的监测。

9. 密切观察 ECMO 机器运转情况,每 2～4 h 监测活化部分凝血酶原时间(APTT)(60～80 s)和活化凝血时间(ACT)(180～220 s),及时调整抗凝剂量。

10. 密切观察患者神志、瞳孔及生命体征变化,做好体温管理。注意观察左右肢体血氧饱和度情况,差异较大时遵医嘱合理调整机器转速及流量。

11. 维持内环境的稳定,维持血钾在 4.0~5.0 mmol/L,有助于减少恶性心律失常的发生。

12. ECMO 运行过程中,避免输注脂肪乳,以免影响膜式氧合器的氧合效果。

13. ECMO 运行中要密切监测患者血红蛋白、胆红素和尿液量、性状及肝、肾功能变化,发现异常时及时汇报医生处理。

14. 严密观察置管侧下肢血供情况,包括皮肤颜色、温度、足背动脉搏动、肢体感觉、活动度及有无肿胀情况。

15. ECMO 撤机阶段,在做好各项指标监测的同时做好患者的康复锻炼(呼吸康复和肢体康复),对清醒患者要做好心理护理和基础护理。

16. 熟练掌握 ECMO 相关应急预案,如 ECMO 断电、ECMO 管道进气、ECMO 管道滑脱及 ECMO 管道抖动等的应急预案。

17. 严密观察患者有无出血、栓塞、感染、溶血等并发症的发生,并对症处理。

第三节　循环急救技术

一、心肺复苏技术(CPR＋简易呼吸囊)

心肺复苏(cardiopulmonary resuscitation, CPR)技术是应用胸外按压形成暂时的人工循环并恢复心脏自主搏动和血液循环,用人工通气代替自主呼吸并恢复自主呼吸,达到促进苏醒和挽救生命的目的。对于新冠肺炎患者,推荐使用球囊-面罩通气。

（一）目的

1. 维持心脑及全身重要器官供血供氧，挽救患者生命。

2. 提高心脏骤停患者的生存率和生存质量。

（二）操作前准备

1. 护士准备。遵循三级防护，携带必要的评估用物。

2. 患者评估与患者准备。判断意识，快速判断呼吸，同步判断大动脉搏动。采取去枕仰卧位。

3. 环境准备。无交叉感染的环境因素，落实安全措施，使用隔帘，清除与抢救无关人员。

4. 用物准备。标配治疗车、完好备用的呼吸囊装置1套(气囊、面罩、储氧袋、氧气连接管、20 mL注射器、口咽通气道和胶布)、按压板、纱布、手表、手电筒、血压计、听诊器等。

（三）操作程序

1. 轻拍双肩并大声呼喊患者，快速判断有无意识；如无意识，高声呼救、看时间；现场环境安全，清除无关人员，注意保护隐私。

2. 判断有无呼吸，同时检查患者大动脉有无搏动。中、食指触甲状软骨，向气管一侧轻按滑动1～2 cm，判断是否有颈动脉搏动，判断时间为5～10 s。院内心电监护导联连接完好，监护仪示心跳停止，无需判断；监护仪示室颤，先立即除颤1次。

3. 立即取去枕仰卧位，插入按压板或平卧于地面，解开衣领、腰带，卧于气垫床患者立即打开排气阀门，同时迅速打开CPR通道。

4. 立即行胸外心脏按压。

(1)正确定位：胸骨中下1/3交界处。

(2)按压手法：手臂长轴与胸骨垂直，右手手掌按压于左手手掌之上，两手掌根重叠，两手手指交叉相扣，手指尽量向上。

(3)按压姿势:上半身稍向前倾,双肩在患者胸骨正上方,肘关节伸直,使肩、肘、腕呈一直线,用身体重量垂直用力按压,使胸骨下陷,然后迅速放松,解除压力,使胸骨自然复位。

(4)按压频率:100~120 次/min。

(5)按压与简易呼吸囊送气之比为 30:2。

(6)按压深度:胸骨下陷 5~6 cm。

5. 开放气道。采用仰头抬颏/颌法。颈椎损伤患者要注意颈椎保护,采用推举下颌法开放气道,检查口腔,根据情况清理呼吸道分泌物。有活动性义齿者应取下。

6. 人工呼吸:面罩-呼吸囊辅助通气 2 次。

(1)将简易呼吸囊连接管与氧气装置连接,调节氧流量至8~10 L/min。

(2)采用 EC 手法固定面罩:小指托下颌角,中指及无名指放在下颌骨处,食指及拇指尽量分开压在面罩上面。

(3)挤压深度:操作者用手挤压呼吸囊,以 1/3~2/3 体积为宜,相当于 400~600 mL 气体进入气道内;频率为 10~12 次/min,即 5~6 s 给予通气 1 次。

7. 胸外按压与辅助呼吸交替进行,每 5 个周期重新评估循环体征。

8. 评估心肺复苏的有效指征,观察呼吸、面色、瞳孔和神志。若心肺复苏有效,进行进一步生命支持;若心肺复苏无效,坚持 30 min 以上,宣布临床死亡。

9. 整理床单位,协助患者取合适体位,对意识恢复清醒者做好安慰。

10. 遵循新冠肺炎患者用物处置相关要求处置用物,洗手,记录。

(四)重点与难点

1. 落实安全措施。

2. 实施高质量 CPR。

(五)观察及注意事项

1. 采用仰头抬颏法开放气道时,手指不要深压下颌软组织,以免阻塞气道;颈椎损伤患者,应采取推举下颌法开放气道,以保护颈椎。

2.人工通气时送气量不宜过大,以挤压呼吸囊 1/3～2/3 容积为宜,避免过度通气,挤压呼吸囊每次持续时间为 1 s。如建立高级人工气道,每 6 s 进行一次人工通气。

3.胸外按压部位要准确,对特殊人群如孕妇实施胸外按压时,若孕妇宫底高度超过肚脐水平,则徒手将子宫向左侧移位。

4.胸外按压深度为成人 5～6 cm、儿童约 5 cm、婴儿约 4 cm,儿童和婴儿的按压深度至少为胸部前后径的 1/3。

5.实施高质量CPR。保证按压频率为 100～120 次/min,每 30 次按压时间控制在 15～18 s,每次按压后保证胸廓充分回弹,尽可能减少按压中断。有 2 个或多个施救者时,每 2 min 改变按压和通气角色;每次通气持续 1 s,使胸廓明显起伏,保证足够的气体进入肺部,避免过度通气。

6.密切观察有无胸骨骨折、肋骨骨折、血气胸、肝脾破裂等并发症的发生,做好对症处理。

二、心肺复苏自动按压仪操作规程

心肺复苏自动按压仪通常也称作心肺复苏机、心肺复苏器等,是用于救治心脏骤停的机械设备,能够持续、稳定、连贯地进行高质量心肺复苏。

（一）目的

1.对心脏骤停患者实施高质量胸外按压,保证持续不间断按压,提高患者的生存率。

2.促使心脏复苏准确有效进行,实现单人现场急救。

（二）操作前准备

1.护士准备。遵循三级防护,携带必要的评估用物。

2.评估患者与患者准备。

(1)判断意识,快速判断呼吸,同步判断大动脉搏动。

(2)评估患者病情、年龄、体重,有无妊娠。

(3)评估患者有无胸壁开放性损伤、肋骨骨折、胸廓畸形或心脏压塞。

(4)评估按压部位皮肤有无严重破损。

(5)取去枕仰卧位。

3.环境准备。无交叉感染的环境因素,落实安全保护措施,使用隔帘,清除与抢救无关人员。

4.用物准备。标配治疗车、完好备用的心肺复苏自动按压仪(以PIH-01为例)1台、蒸馏水、75%乙醇、纱布等。

(三)操作程序

1.应急响应。接到使用心肺复苏自动按压仪的呼叫后,迅速备齐用物至床旁,确认患者姓名。若患者出现呼吸、心跳骤停,立即实施徒手心肺复苏,不要因等待机器而延误抢救时机。

2.打开心肺复苏自动按压仪包装,开启主机电源开关。

3.安装保护套。将一次性保护套套在颈枕外,在按压盘上安装一次性按压盘护套。

4.安装承载板。取出承载板,按承载板上指示方向将其置于患者胸部正下方,将颈枕垫于患者头部下方(凹槽部分对应患者颈部)。

5.安装主机。取出主机,双手分别握住主机两侧把手,张开侧板,将侧板下部凹槽对准承载板接杆,向下轻按,听到"咔"的一声后,轻轻向上提拉,使主机与承载板锁紧固定。

6.水平调整按压盘位置。目测并调整按压盘,使其与患者按压部位相对应。

7.固定患者双上肢。将患者双上肢固定于合适位置。

8.按压盘下降定位。打开开关,显示器出现"定位/暂停键"的图标,一手按住按键面板上的"定位/暂停键",听到蜂鸣器鸣笛声,另一手由高到低下拉按压盘至压盘恰好接触患者胸部,松开"定位/暂停键"。

9. 选择按压模式。高级人工气道未建立前,按按键面板上的"30∶2按压键",机器以30∶2开始胸外按压;高级人工气道建立后,按按键面板上的"连续按压键",机器开始连续胸外按压。

10. 按压与通气。30∶2按压键模式:心肺复苏自动按压仪开始按压30次停5 s,期间通气2次,以此重复循环运行;在按压到第25～30次时伴有5次蜂鸣器提示,鸣笛结束给予第1次通气;停顿至2.5 s时,蜂鸣器再次鸣笛,给予第2次通气。通气需医务人员自行配备氧气源。

11. 切换模式。按压过程中,两种模式可以自由切换。高级气道建立后,按压按键面板上的"连续按压键",将30∶2按压模式切换为连续按压模式。

12. 暂停/恢复按压。按压过程中,若需要暂停按压,按下"定位/暂停键",心肺复苏自动按压仪停止按压。暂停按压状态下,再按"定位/暂停键",心肺复苏自动按压仪恢复暂停之前的模式动作。

13. 结束按压。按压结束,按住"停止/恢复按压盘原点键",停止运行。若误按"停止/恢复按压盘原点键",须按"定位/暂停键"或关闭电源开关重新启动。

14. 按压盘复位。一手按下"停止/恢复按压盘原点键",另一手把按压盘升至原点位置后,松开"停止/恢复按压盘原点键"。

15. 关闭主机电源开关。

16. 解除肢体固定。

17. 取下心肺复苏自动按压仪。双手握住侧板两侧方孔处把手,中指勾住拉环,向上提拉主机,使侧板与承载板分开,将主机和承载板撤离患者。

18. 整理床单位,协助患者取舒适体位,对意识恢复清醒患者做好安慰。

19. 遵循新冠肺炎患者用物处置相关要求处置用物,洗手,记录。

（四）重点与难点

1. 确保患者脱离危险环境。
2. 胸外按压的有效性。
3. 正确选择胸外按压模式。

（五）观察及注意事项

1. 高级人工气道建立前，应选择 30：2 按压模式，高级人工气道建立后，应选择连续按压模式。

2. 胸外按压部位要准确，按压盘应保证与患者按压部位相对应，确保足够的频率和深度。

3. 使用过程中，保证仪器有效运转以实施高质量 CPR。保证按压频率为 100～120 次/min，每 30 次按压时间控制在 15～18 s，按压深度为成人 5～6 cm；每次按压后保证胸廓充分回弹，尽可能减少按压中断。

4. 心肺复苏自动按压仪按压过程中，需专人监护，密切观察患者呼吸、心律恢复情况。

5. 密切观察有无并发症的发生，如胸骨骨折、肋骨骨折、血气胸、肝脾破裂、皮肤损伤等。

6. 心肺复苏自动按压仪使用过程中，保证仪器正常运转。若发生系统错误，紧急拉动拉环，解除连接，撤离主机，立即恢复人工胸外按压。

7. 心肺复苏自动按压仪使用后应及时充电，保持满电状态。

三、心脏电复律操作规程

心脏电复律是指在短时间内向心脏通以高压强电流，使全部或大部分心肌瞬间同时除极，然后心脏自律性最高的起搏点（通常是窦房结）重新主导心脏节律。因最早用于消除心室颤动，故亦称为心脏电除颤，用于电复律的仪器称作除颤仪。

（一）非同步电除颤操作规程

1. 目的。利用电极板经胸壁或直接对患者心脏进行直流高压电击，消除异位性快速心律，恢复窦性心律。

2. 操作前准备。

（1）护士准备。遵循三级防护，携带必要的评估用物。

（2）患者评估与患者准备：①评估患者意识状态和心律；②去枕平卧，左臂外展，确认硬板床（或置硬板），解开上衣暴露胸前区，松解裤腰带，去除金属饰物。

（3）环境准备。无交叉感染的环境因素，落实安全保护措施，脱离危险环境，使用隔帘，清除与抢救无关人员。

（4）用物准备。标配治疗车、完好备用的除颤仪1台、胸外按压板、导电糊（或生理盐水纱布）、纱布5块（3块干纱布，2块75％乙醇纱布）、弯盘、手电筒、记录表（单）、护士挂表等。

3. 操作程序。

（1）携用物至床旁，快速评估患者年龄、体重，是否安装起搏器；评估局部皮肤情况，并迅速清洁皮肤。

（2）连接电源，打开除颤仪，调至监护状态。

（3）确认除颤模式为非同步电除颤，选择合适的电极板，电极板上均匀涂抹导电糊或包裹生理盐水纱布。

（4）遵医嘱选择除颤能量。首次选择双相波除颤能量200 J或单相波除颤能量360 J。

（5）充电。

（6）放置电极板。

位置：一电极板放置在心尖部即左腋中线平第5肋，中心位于腋中线处；另一电极板放置在心底部即胸骨右缘第2肋间。两电极板相距10 cm以上。

方法：操作者两臂伸直固定电极板，每个电极板施加10～12 kg的重量,使电极板与胸壁皮肤紧密接触。

(7)嘱其他人员远离床旁,放电前再次确认心电图波形,若仍为心室颤动波,则予以放电。

(8)立即继续行心肺复苏1个周期。

(9)观察患者心律情况,确定是否需要再次进行除颤,判断除颤位置皮肤有无灼伤等并发症。

(10)整理床单位,协助患者取舒适体位,对意识恢复清醒患者做好安慰。

(11)遵循新冠肺炎患者用物处置相关要求处置用物,洗手,记录。除颤仪充电备用。

4.重点与难点。

(1)非同步电除颤的指征。

(2)正确选择非同步电除颤能量。

(3)正确放置电极板位置。

5.观察及注意事项。

(1)心电监护的患者从发生心室颤动到给予电击的时间不应超过3 min。

(2)成人患者首次选择双相波除颤能量200 J或单相波除颤能量360 J;儿童除颤选择儿童除颤电极板,初始除颤能量选择2~4 J/kg,后续除颤能量至少为4 J/kg,但不超过10 J/kg或成人最大剂量。

(3)除颤仪一电极板放置在心尖部,即左腋中线平第5肋,中心位于腋中线处;另一电极板放置在心底部,即胸骨右缘第2肋间,两电极板相距10 cm以上;戴永久性心脏起搏器患者同步电复律时,放置电极板至少距离起搏器10 cm。

(4)放电时,任何人不得接触患者及病床。电极板应紧密贴合患者皮肤,施加重量10~12 kg。

(5)除颤结束后立即行5个循环心肺复苏并进行评估,确定是否需要再次进行除颤。

(6)密切观察有无电除颤并发症的发生,如皮肤灼伤、低血压、心律失常、肺水肿、栓塞、心肌损伤等。

(二)同步电复律操作规程

1.目的。利用电极板经胸壁或直接对患者心脏进行直流高压电击,消除异位性快速心律,恢复窦性心律。

2.操作前准备。

(1)护士准备。遵循三级防护,携带必要的评估用物。

(2)患者评估与患者准备。①评估患者病情、意识状态、心律、年龄和体重,患者是否安装起搏器、局部皮肤情况;②了解电复律的目的、风险、方法、注意事项及配合要点;③持续心电监护并开通静脉通道,给予氧气吸入;④去除金属饰物,有义齿者取下义齿;⑤协助取合适体位,给患者戴一层医用外科口罩。

(3)环境准备。无交叉感染的环境因素,落实安全保护措施,脱离危险环境,使用隔帘,清除与抢救无关人员。

(4)用物准备。标配治疗车、完好备用的除颤仪1台、胸外按压板、导电糊(或生理盐水纱布)、纱布5块(3块干纱布,2块75%乙醇纱布)、相关药品(阿托品、地西泮等)、弯盘、手电筒、记录表(单)、护士挂表等。

3.操作程序。

(1)携用物至患者床旁,核对患者信息,向患者解释并取得配合。

(2)确认患者的心电情况。

(3)连接电源,打开除颤仪,调至监护状态。

(4)遵医嘱使用镇静药物,缓慢静脉推注至患者神志朦胧、睫毛反射消失,即停止用药。

(5)取去枕平卧位,左臂外展,确认硬板床,松解衣扣暴露胸前区。

(6)清洁皮肤。

(7)确认除颤模式为同步模式,选择合适的电极板,电极板上均匀涂抹导电糊或包裹生理盐水纱布。

(8)选择合适的电复律能量(心房颤动和室上性心动过速为100～150 J;室性心动过速为50～100 J;心房扑动为50～100 J)进行充电。

(9)放置电极板。

位置:一电极板放置在心尖部即左腋中线平第5肋,中心位于腋中线处;另一电极板放置在心底部即胸骨右缘第2肋间。两电极板相距10 cm以上。

方法:操作者两臂伸直固定电极板,每个电极板施加10～12 kg的重量,使电极板与胸壁皮肤紧密接触。

(10)充电完毕,嘱其他人员远离床旁,放电前再次确认心电图波形。

(11)操作者两手同时按下放电键,由心电图上的R波触发同步信号放电。

(12)观察患者心电图波形,根据情况决定是否需要再次电复律,判断除颤位置皮肤有无灼伤等并发症。

(13)整理床单位,协助患者取舒适体位,对意识恢复清醒患者做好安慰。

(14)遵循新冠肺炎患者用物处置相关要求处置用物,洗手,记录。除颤仪充电备用。

4.重点与难点。

(1)同步电复律的指征。

(2)正确选择同步电复律能量。

(3)正确放置电极板位置。

5.观察及注意事项。

(1)同步电复律能量的选择:心房颤动和室上性心动过速为100～150 J;室性心动过速为50～100 J;心房扑动为50～100 J。

(2)除颤仪一电极板放置在心尖部,即左腋中线平第5肋,中心位于腋中线处;另一电极板放置在心底部,即胸骨右缘第2肋间,两电极板相距10 cm以上;戴永久性心脏起搏器患者同步电复律时,放置电极板至少距离起搏器10 cm。

（3）确定患者睫毛反射消失后才可进行电复律操作。

（4）放电时，任何人不得接触患者及病床。电极板应紧密贴合患者皮肤，施加重量 10～12 kg。

（5）密切观察有无电复律并发症的发生，如皮肤灼伤、低血压、心律失常、肺水肿、栓塞、心肌损伤等。

第七章　重症患者神经监测与护理

第一节　脑电双频指数监测操作规程

脑电双频指数(bispectral index, BIS)监测是指测定脑电图线性成分(频率和功率),分析成分波之间的非线性关系(位相和谐波),把能代表不同镇静水平的脑电信号挑选出来,进行标准化和数字化处理,最后转化为一种简单的量化指标。

一、目的

1.术中监测麻醉深度,指导用药。

2.评估临床患者的镇静程度。

3.评价脑损伤程度及预后。

二、操作前准备

(一)护士准备

遵循三级防护,携带必要的评估用物。

(二)患者评估与患者准备

1.评估患者病情、意识状态、镇静剂使用情况、有无乙醇过敏史。

2.评估患者生命体征、缺氧程度,有无肌肉疼痛、乏力、咳嗽、咳痰、胸闷、气促、腹泻等症状。

3.评估患者额部及颞部皮肤情况。

4.评估患者心理状态、对疾病的情绪反应、认知改变和防护依从性、合作程度及患者需求。

5.了解 BIS 监测的目的、方法、注意事项及操作要点。

6.协助患者取合适体位,戴一层医用外科口罩。

（三）环境准备

无交叉感染的环境因素,落实安全保护措施,安静整洁,温湿度适宜,光线充足。

（四）用物准备

标配治疗车、监护仪、BIS 模块、电缆及传感器(图 7-1)、75％乙醇、棉签、弯盘等。

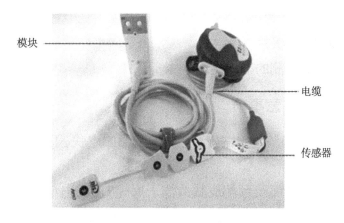

模块

电缆

传感器

图 7-1　BIS 监测用物示意图

三、操作程序

1.携用物至患者床旁,核对患者信息,解释并取得配合。

2.协助患者取合适体位,暴露患者前额及颞部皮肤,用 75％乙醇擦拭前额及颞部皮肤,待干。

3.将 BIS 监测模块置入监护仪,连接电缆,打开监护仪监测通道。

4.将传感器以一定角度贴于前额:1 号电极片贴于额部,距鼻梁中心约 5 cm 以上处;4 号电极片贴于一侧眉毛上方,和眉平行;3 号电极片贴于一侧太阳穴,置于眼角和发际线交汇处,同时环形按压电极片周围;2 号电极片贴于 1 号和 4 号电极片之间(最后固定)。按压每个电极片 5 s,确保电极片与皮肤接触良好。

5.将传感器接头与电缆连接。

6.传感器及阻抗自检,根据监护仪上提示信息合理调整电极片位置。

7.读取 BIS 监测值,合理调节报警范围,回到主界面。

8.整理床单位,协助患者取舒适体位,交代注意事项。

9.遵循新冠肺炎患者用物处置相关要求处置用物,洗手,记录。

四、重点与难点

1.正确粘贴电极片。
2.确保数值监测的准确性。

五、观察及注意事项

1.测量前用 75％乙醇充分清洁额部及颞部皮肤,干燥后准确粘贴电极片。

2.保持患者额部及颞部皮肤清洁干燥,防止因出汗、油脂等因素影响电极片与皮肤紧密粘贴。监护仪提示电极片接触不良时,按紧电极片 5 s,再进行监测。

3.测量过程中尽量避免影响 BIS 准确性的干扰因素,常见干扰因素有肌肉活动、药物(肌松剂、阿片类药物)、电极片安放位置及各种电子设备的干扰等。

4.BIS 数值范围为 0～100,85～100 代表清醒状态,0 则代表完全无脑电活动状态。65～85 为镇静状态,40～65 为麻醉抑制状态,小于 40 则表示可能呈现爆发抑制。

5. 根据 BIS 监测数值并结合患者临床体征,综合判断患者病情,并作出相应处理。

第二节　镇静镇痛护理管理

镇静镇痛是指应用药物及非药物手段以减轻或消除患者疼痛,减轻或预防患者焦虑和躁动,催眠并诱导顺行或逆行性遗忘的过程。镇静与镇痛治疗并不等同,对于同时存在疼痛因素的患者,首先应实施有效镇痛,在去除疼痛因素的基础上,帮助患者克服焦虑,诱导睡眠和遗忘治疗。

一、镇静镇痛的目的与意义

1. 消除或减轻患者的疼痛及躯体不适感,减少不良刺激及交感神经系统的过度兴奋。

2. 帮助和改善患者睡眠,诱导遗忘,减少或消除患者对其在 ICU 监护期间病痛的记忆。

3. 减轻或消除患者焦虑、躁动甚至谵妄,防止患者的无意识行为(如挣扎)干扰治疗,保护患者的生命安全。

4. 减轻器官应激负荷,保护器官储备功能,维持机体内环境稳定。

二、镇静镇痛的评估与监护

(一)镇静的评估

常用镇静评估工具有以下 2 种。

1. Richmond 躁动镇静分级量表。Richmond 躁动镇静分级 (Richmond agitation-sedation scale, RASS)量表广泛适用于 ICU 的成人

患者,是重症患者首选的镇静评估方法。该评分法共分为 10 个镇静等级,每个等级都建立在逻辑基础上。其中,一3～0 分为轻度镇静,是临床上所期望的镇静水平;一4～一5 分为过度镇静;1～4 分为镇静不足。该方法将镇静水平细化,并将语言刺激和身体刺激区分开来,可以防止复杂情况下产生的评估偏差,见表 7-1。

表 7-1 Richmond 躁动镇静分级量表

分值	定义	描述
+4	好斗	明显的好斗或暴力倾向,对医务人员造成威胁
+3	非常躁动	拉拽或拔除导管或表现出敌意
+2	躁动	频繁的无目的性的运动或对抗呼吸机
+1	不安	焦虑或担忧,但无暴力性动作或动作无敌意
0	清醒且平静	
−1	嗜睡	不完全清醒,但对语言刺激保持清醒(>10 s),伴有眼神交流
−2	轻度镇静	可对语言刺激保持清醒(<10 s),伴有眼神交流
−3	中度镇静	可以完成语言指令的动作,但无眼神交流
−4	深度镇静	对语言刺激无反应,但可对物理刺激做出相应的动作
−5	不能唤醒	对语言或物理刺激无反应

2.ICU 患者意识模糊评估法。应用 Richmond 躁动镇静分级量表进行评估时,建议对于 RASS 评分≥一2 分且具有谵妄相关危险因素的 ICU 患者进行谵妄评估。推荐将 ICU 患者意识模糊评估法(confusion assessment method of the intensive care unit,CAM-ICU)作为 ICU 患者的谵妄评估工具,该方法通常被认为是诊断 ICU 谵妄的"金标准"。若患者有临床特征 1 和 2,或者有特征 3,或者有特征 4,就可诊断为谵妄,见表 7-2。

表 7-2　ICU 患者意识模糊评估法

评价指标	阳性标准
特征 1：意识状态的急性改变或反复波动。 　　1A：与基线状况相比，患者的意识状态是否不同？ 　　1B：在过去的 24 h 内，患者的意识状态是否有任何波动？表现为 RASS、GCS、或既往谵妄评估得分的波动	1A 或 1B 回答"是"为阳性
特征 2：注意缺损。 　　先做数字法，如果患者不能做数字法检查，或得分不明确，就做图片法。若两种方法都做了，则以图片法的得分为本特征的得分。 　　2A：数字法（如果没有测试，标上 NT）。 　　指导语：对患者说"我要给你读 10 个数字，任何时候当你听到数字 8，就捏一下我的手"，然后用正常的语调朗读下列数字，每个间隔 3 s：6、8、5、9、8、3、8、8、4、7。 　　评分：当读到数字 8，患者没有捏或读到其他数字时患者作出捏手的动作均为错误。 　　2B：图片法（如果没有测试，标上 NT）。 　　将日常用品的图片制成 2 册，一册 5 张，另一册 10 张。若反复评估，每天需更换图片。 　　第一步：5 张图片。 　　指导语：对患者说"我要给你看一些日常用品的图片，请你仔细看并记住每张图片，因为我一会儿会问你哪些图片你已经看过"。患者边看边说出物品名称，每张展示 3 s。 　　第二步：10 张图片。 　　指导语：对患者说"现在我要给你看更多的图片，一些是刚才看过的，一些是新加进去的，你要告诉我每张图片之前是否看过，点头表示看过，摇头表示没有看过"。每张图片展示 3 s。 　　评分：根据第二步错误回答的次数计算	2A 或 2B 得分小于 8 分为阳性
特征 3：意识清晰度的改变	RASS 的实际得分不是 0 分即为阳性

续表

评价指标	阳性标准
特征 4:思维紊乱。 　3A:是非题(回答"是"或"不是")。 (应用 A 组或 B 组进行测试,必要时,每天可以交替使用) 　　A 组　1.石头是否浮在水面上? 　　　　2.海里是否有鱼? 　　　　3.1 斤是否比 2 斤重? 　　　　4.你是否能用榔头钉钉子? 　　B 组　1.叶子是否浮在水面上? 　　　　2.海里是否有大象? 　　　　3.2 斤是否比 1 斤重? 　　　　4.你是否能用榔头切割木头? 　　评分:回答正确 1 个得 1 分。 　3B:执行指令。 　指导语:对患者说"伸出这几根手指头"(检查者在患者面前举两根手指),然后说"现在用另一只手伸出同样多的手指"(检查者不示范)。如果患者仅一只手能动,则第二个指令改为"再增加一根手指"。 　评分:能够完成全部指令得 1 分	3A＋3B 得分小于 4 分为阳性
CAM-ICU 总体评估: 　特征 1 阳性＋特征 2 阳性,或特征 3 阳性,或特征 4 阳性＝CAM-ICU 阳性	CAM-ICU 阳性为存在谵妄

(二)镇痛的评估

常用疼痛评估工具有以下 3 种。

1.重症监护疼痛观察量表。重症监护疼痛观察量表(critical-care pain observation tool, CPOT)主要适用于无法进行言语交流或行机械通气患者疼痛的评估。评估患者的疼痛程度时,将 4 个条目的得分相加,总分为 0~8 分,总分越高说明患者的疼痛程度越高,见表 7-3。

表 7-3 重症监护疼痛观察工具

指标	描述	评分	
面部表情	未观察到肌肉紧张	自然、放松	0
	表现出皱眉、眉毛放低、眼眶紧绷和提肌收缩	紧张	1
	以上所有的面部变化加上眼睑轻度闭合	扮怪相	2
肢体活动	不动(并不表示不存在疼痛)	无体动	0
	缓慢、谨慎的运动,触碰或抚摸疼痛部位,通过运动寻求关注	保护性体动	1
	拉拽管道,试图坐起来,运动肢体/猛烈摆动,不遵从指挥,攻击工作人员,试图从床上爬出来	烦躁不安	2
肌张力(通过被动的弯曲和伸展来评估)	对被动的运动不作抵抗	放松	0
	对被动的运动动作抵抗	紧张和肌肉僵硬	1
	对被动的运动动作剧烈抵抗,无法将其完成	非常紧张或僵硬	2
对呼吸机的顺应性(气管插管患者)或发声(拔管后的患者)	无警报发生,舒适地接受机械通气	耐受呼吸机或机械通气	0
	警报自动停止	咳嗽但是耐受	1
	不同步,机械通气阻断,频繁报警	对抗呼吸机	2
	用正常腔调讲话或不发声	正常腔调讲话或不发声	0
	叹息,呻吟	叹息,呻吟	1

2.疼痛程度数字评分表。疼痛程度数字评分表(numeric rating scale, NRS)广泛应用于清醒、可进行正常交流患者的疼痛评估。该评分法将疼痛程度用 0～10 共 11 个数字表示,0 表示无痛,10 表示最痛。疼痛评估时由患者根据自身疼痛程度选择一个最能表达其疼痛程度的数字,数字越大,疼痛程度越重,如图 7-2 所示。

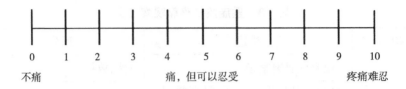

图 7-2　疼痛程度数字评分表

3.改良面部表情疼痛评分法。改良面部表情疼痛评分法(faces pain scale-revised, FPS-R)一般适用于老年人或儿童,以及不能理解数字和文字的患者,由 6 种面部表情构成,程度从不痛到疼痛难忍分别对应 0～10 分(或 0～5 分),如图 7-3 所示。

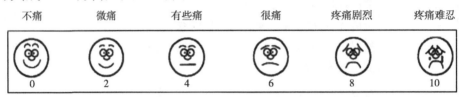

图 7-3　改良面部表情疼痛评分法

（三）镇静镇痛的监护

1.祛除诱因,积极采用非药物干预。ICU 患者处于强烈的应激环境中,无论躯体或精神上都常常存在很多导致疼痛、焦虑和躁动的诱因,在镇静镇痛治疗中应首先尽量设法祛除上述诱因,并积极采用非药物治疗。具体措施包括改善患者环境、降低噪音、音乐疗法、集中进行护理及医疗干预、减少夜间声光刺激等,从而促进患者睡眠,保护患者睡眠周期。

2.遵医嘱准确实施药物干预。

(1)常用镇痛药物:①阿片类,如芬太尼、瑞芬太尼、舒芬太尼等;②非阿片类,如氯胺酮、非甾体类抗炎药、加巴喷丁、卡马西平等。

(2)常用镇静药物:如苯二氮类、丙泊酚、右美托咪定等。

3.动态评估,实施相应的镇静镇痛评估方案。

(1)镇痛。在实施镇痛前后,要对镇痛效果进行密切评估,并根据评估结果进一步调整评估方案。

①镇痛效果评估的方法及预期目标:对于能自主表达的患者应用 NRS 评分,其目标值为 NRS<4 分;对于不能表达、运动功能良好、行为可以观察的患者应用 CPOT 评分,其目标值为 CPOT<3 分。

②当 NRS≥4 分、CPOT≥3 分时,给予患者药物性干预,30 min 后复评一次,直至 NRS<4 分、CPOT<3 分后采用非药物性干预,每班评估一次。

(2)镇静。根据镇静状态的评估结果随时调整镇静评估方案及镇静深度,对于深度镇静患者,宜实施每日镇静中断。

①当 RASS 评分在 1~2 分时,给予患者药物性干预;用药后,每小时评分一次,直至 RASS 评分维持在 0 分,可延长至每 2 h 评分一次,4 h 后 RASS 评分仍然保持在 0 分时,可改为 4 h 评分一次。

②实施每日镇静中断(daily sedation interruption, DSI)。a. DSI 是指在连续性使用镇静药物的过程中,每日进行短时间的停用镇静药物,待患者恢复出现基本的遵嘱反应和神经肌肉动作后,再重新给予镇静治疗。b. DSI 的目的:避免镇静镇痛过度,减少镇静过度引起的并发症,提高镇静的效果和安全性。c. DSI 的益处:有效避免镇静过度;减少患者机械通气时间、住 ICU 时间和总住院时间;预防镇静相关并发症,如消化道出血、深静脉血栓的形成等。

4. 镇静镇痛过程中各系统的监护。

(1)循环系统功能监护。对于血流动力学不稳定、低血容量或交感兴奋性升高的患者,镇静镇痛治疗容易引发低血压。右美托咪定具有抗交感作用,可导致心动过缓和(或)低血压。因此,镇静镇痛治疗期间应进行循环功能监测,根据患者的血流动力学变化调整给药剂量及速度,并适当进行液体复苏,必要时给予血管活性药物,以维持血流动力学平稳。

(2)呼吸系统功能监护。多种镇静镇痛药物均可造成呼吸抑制,深度镇静还可致患者咳嗽、排痰能力减弱,影响呼吸功能恢复及气道分泌物的清除,增加肺部感染机会。因此,在实施镇静镇痛过程中,要密切监测呼吸频率、节律及幅度,在病情允许的情况下尽可能及时调整为浅镇静。

(3)消化系统功能监护。阿片类镇痛药物可抑制肠道蠕动,导致便秘和腹胀。因此,配合应用促胃肠动力药物,联合应用非阿片类镇痛药物和新型阿片类制剂等措施能保障消化系统正常功能。

5.镇静镇痛过程中并发症的预防与处理。

(1)ICU获得性肌无力。长期深镇静、神经-肌肉阻滞剂、制动等因素可以导致ICU获得性肌无力。神经-肌肉阻滞剂通过抑制神经肌肉偶联而抑制肌肉的收缩活性,从而导致肌无力。因此,积极处理原发病,尽量减少或避免使用引起肌无力的药物,早期康复训练,充足的营养支持等,均有助于肌无力的预防及恢复。

(2)其他并发症。镇静镇痛后患者自主活动减少,加之疼痛感觉变弱,会引起患者较长时间维持于某一体位,继而容易造成皮肤压力性损伤、深静脉血栓等。因此,应采取加强体疗、变换体位、早期活动等措施,以预防和减少相关并发症的发生。

第三节　亚低温护理

亚低温是指通过物理、药物等方式将体温降至28～35 ℃以达到脑功能保护的目的。做好亚低温护理,可有效预防寒战、压力性损伤、凝血功能障碍等并发症的发生。亚低温护理操作技术包括冰袋降温技术、颅脑降温仪技术、降温毯使用技术、低温液体输注技术等。本节以颅脑降温仪技术、降温毯使用技术为例,介绍常见亚低温护理技术操作规程。

一、颅脑降温仪技术操作规程

颅脑降温仪是降低脑部温度、脑细胞代谢率,使所需养分及排出代谢物减少的仪器,可以保护脑细胞,减少及减轻后遗症的发生,提高患者的生存质量。

（一）目的

1.降低脑细胞新陈代谢率及氧耗,保护脑细胞。

2.用于头部降温,减轻脑水肿,促进神经功能恢复。

（二）操作前准备

1.护士准备。遵循三级防护,携带必要的评估用物。

2.患者评估与患者准备。

(1)评估患者既往史、治疗史、合并症等。

(2)评估患者年龄、病情、意识状态,有无肌肉疼痛、乏力、咳嗽、咳痰、胸闷、气促、腹泻等症状。

(3)评估患者生命体征,包括体温、心律、脉搏、血压以及肢端末梢循环等情况。

(4)评估患者头部及耳郭处皮肤有无破损。

(5)评估患者心理状态、对疾病的情绪反应、认知改变和防护依从性、合作程度及患者需求。

(6)了解颅脑降温仪技术的目的、方法、注意事项及操作要点。

(7)协助患者取合适体位,戴一层医用外科口罩。

3.环境准备。无交叉感染的环境因素,落实安全保护措施,安静整洁,温湿度适宜,光线充足,有合适电源。

4.用物准备。标配治疗车、颅脑降温仪1台(储水槽内加满蒸馏水)、毛巾2～3条、棉球、海绵垫、体温表、蒸馏水等。

（三）操作程序

1.携用物至患者床旁,核对患者信息,解释并取得配合。

2.开机,正确设定降温仪温度。

3.启动降温仪开关,开始运行,检查仪器工作状态是否正常。

4.将棉球塞于患者外耳道,用毛巾包裹头部及耳郭,移去患者的枕头。

5.将患者头部轻轻放于冰帽内,后颈部及接触冰帽内侧壁部位垫海绵垫保护。

6.整理床单位,协助患者取舒适体位,交代注意事项。

7.使用过程中注意观察降温仪工作情况、患者体温、心律、脉搏、呼吸、血压的变化及局部皮肤血运情况。

8.撤机:①托起患者头部,撤除冰帽,关闭仪器开关,拔出电源插座;②撤去患者头部毛巾、海绵垫,整理患者头发,观察局部皮肤情况;③垫枕头,协助患者取舒适卧位,整理床单位,交代注意事项。

9.遵循新冠肺炎患者用物处置相关要求处置用物,洗手,记录。

(四)重点与难点

1.准确设置仪器温度,密切监测体温变化。

2.报警的正确识别与处理。

(五)观察及注意事项

1.使用前检查水箱内水量是否合适,有无漏水。

2.根据患者病情设置仪器温度,维持患者目标温度在 $32\sim35$ ℃。

3.防止冻伤和压力性损伤。患者头部及耳郭用毛巾包裹,枕后、耳郭及后颈处垫海绵垫。

4.密切监测患者的体温、心律、脉搏、血压和呼吸变化,观察患者枕部、耳郭、后颈处皮肤温度和颜色。若出现寒战、面色苍白,应立即暂停,通知医生给予处理。

5.检查管道是否松脱,水箱水量是否足够。

6.及时处理报警,如缺水报警时,从注水口处向水箱内加入蒸馏水与乙醇混合液至工作水位处;传感器报警时,检查传感器是否脱落或损坏;水温超温报警时,检查制冷系统及风机是否运转,检查水温保护装置。

二、降温毯使用操作规程

降温毯是利用半导体制冷原理,将水箱内蒸馏水或乙醇与水混合液体冷却后,通过主机与冰毯内的水进行循环交换,促进与毯面接触的皮肤进行散热达到降温的目的。

（一）目的

1.降低机体基础代谢率和脑细胞耗氧量,减轻脑水肿及高热对脑组织的损害。

2.迅速降低体表温度,收缩外周血管,保证心脑血液供应。

（二）操作前准备

1.护士准备。遵循三级防护,携带必要的评估用物。

2.患者评估与患者准备。

（1）评估患者既往史、治疗史、合并症等。

（2）评估患者病情、年龄、意识状态,有无肌肉疼痛、乏力、咳嗽、咳痰、胸闷、气促、腹泻等症状。

（3）评估患者生命体征,包括体温、心律、脉搏、血压以及肢端末梢循环等情况。

（4）评估患者有无冷疗的禁忌证。

（5）评估患者心理状态、对疾病的情绪反应、认知改变和防护依从性、合作程度及患者需求。

（6）了解降温毯使用的目的、方法、注意事项及操作要点。

（7）协助患者取合适体位,戴一层医用外科口罩。

3.环境准备。无交叉感染的环境因素,落实安全保护措施,安静整洁,温湿度适宜,光线充足,有合适电源。

4.用物准备。标配治疗车、降温毯、中单、体温表、灭菌蒸馏水或乙醇、换药碗(内置干纱布1块)、弯盘等。

（三）操作程序

1.携用物至患者床旁,核对患者信息,向患者解释并取得配合。

2.协助患者取平卧位。

3.根据仪器要求向贮水槽内添加乙醇或灭菌蒸馏水至合适水位。

4.接通电源及传感器。

5.正确连接降温毯管路,将中单覆盖毯面上,再平铺于患者躯干下。

6.若选择体控模式,应擦干腋汗,将温度传感器置于患者腋下。

7.打开降温毯开关,设置降温毯预置温度及报警范围。

8.确认连接正确,按"运行"键,进入工作状态,观察降温仪工作状态。

9.监测体温变化,30 min 后复测体温一次;观察患者心律、脉搏、呼吸、血压的变化及肢端末梢循环情况。

10.整理床单位,协助患者取舒适体位,交代注意事项。

11.遵循新冠肺炎患者用物处置相关要求处置用物,洗手、记录。

12.停止使用降温毯时,先关闭主屏开关后断电源,然后取下传感器。

13.撤下降温毯,观察患者背部皮肤情况,协助患者取舒适体位,整理床单位。

14.遵循新冠肺炎患者用物处置相关要求处置用物,洗手,记录。

（四）重点与难点

1.准确设置仪器温度,密切监测体温变化。

2.报警的正确识别与处理。

（五）观察及注意事项

1.使用前检查水箱内水量是否适宜,有无漏水。

2. 根据患者病情设置仪器温度,维持患者目标温度在 32～35 ℃。

3. 选择体控模式,根据仪器探头适用范围,合理选择放置体温探头位置。核心体温监测部位可选择直肠、膀胱、鼓膜等。

4. 正确连接管路,应检查管道是否扭曲、打折、松脱,水循环是否通畅。

5. 密切监测患者的体温、心律、脉搏、血压、呼吸变化,若出现寒战、面色苍白,应立即暂停,通知医生给予处理。

6. 防止发生压力性损伤与冻伤,每隔 1～2 h 应翻身一次,加强受压部位局部按摩,促进局部血液循环。

第八章 重症患者营养支持护理

第一节 肠内营养监测与护理

对于重型、危重型新冠肺炎患者,由于病毒感染导致胃肠黏膜上皮细胞受损严重,肠道功能下降,患者出现厌食、腹泻等症状,易发生营养不良。经口进食连续 3～5 天无法达到目标能量的 60%,或无法正常经口进食时,即使在俯卧位通气或 ECMO 期间,也应尽早启动滋养型肠内营养,强化蛋白质供给。目标蛋白质需要量为 1.2～2.2 g/(kg·d),CRRT 患者可达 2.5 g/(kg·d),同时尽早给予肠道微生态治疗,减少继发细菌感染。肠内营养(enteral nutrition,EN)是指经消化道提供全面的营养素的营养支持方式,其优点是:①营养物质经肠道和门静脉吸收,能很好地被机体利用,符合生理过程;②维持肠黏膜细胞的正常结构,保护肠道屏障功能;③严重代谢并发症少,安全、经济。常见的肠内营养制剂有氨基酸型制剂、短肽型制剂、整蛋白型制剂和特殊疾病配方制剂。

一、肠内营养输注途径

1. 经鼻胃管。常用于不能进食的重型和危重型新冠肺炎患者,是最常用的肠内营养途径。其优点是操作简单、易行,缺点是可发生反流、误吸、鼻窦炎等。

2. 经鼻空肠置管。经胃营养的新冠肺炎患者,若胃潴留>500 mL/6 h,应用红霉素、胃复安后不能改善,可采用幽门后喂养途径,如经鼻空肠置管。其优点是营养管通过幽门进入十二指肠或空肠,使反流或误吸的发生率降低,耐受性增加。

3.经皮内镜下胃造瘘。适用于昏迷、食道梗阻等长时间不能进食,而胃排空良好的危重症患者。在纤维胃镜引导下行经皮胃造瘘,将营养管置入胃腔。其优点是减少鼻咽与上呼吸道感染,可长期留置。

4.经皮内镜下空肠造瘘。适用于不耐受经胃营养、有反流和误吸高风险及需要胃肠减压的危重症患者。在内镜引导下行经皮空肠造瘘,将营养管置入空肠上段。其优点是除可减少鼻咽与上呼吸道感染外,还可减少反流与误吸的风险,在喂养的同时可行胃十二指肠减压,并可长期留置营养管。

二、肠内营养输注方式

1.一次性投给。将营养液用注射器缓慢地注入营养管内,每次不超过 200 mL,每天 6～8 次。

2.间歇重力输注。将营养液置于输液瓶或袋中,经输液管与营养管连接,借助重力缓慢滴入胃肠道内,每天 4～6 次,每次 250～500 mL,输注速度为 20～30 mL/min。

3.肠内营养泵输注。一般开始输注时速度不宜快,可由 20～60 mL/h开始,逐步增加至 100～150 mL/h,限制水分摄入。

三、肠内营养监测与护理

(一)常规护理

1.营养管的护理。①选择管径适宜、质地软而有韧性的营养管;②置管后应妥善固定导管,准确记录管路刻度及所在位置;③输注前确定营养管尖端位置,建议经鼻空肠营养管首次输注前借助 X 线检查确定位置;④喂养前后及喂养过程中(每 4～6 h)用温开水 20～40 mL 冲洗管路,药物研磨成粉末状充分溶解后方可注入,并在注药前后使用至少20 mL 的温开水冲洗管路。

2.输注时应循序渐进,开始时采用低浓度、低剂量、低速度,然后逐渐增加,以用肠内营养专用输注泵控制输注速度为佳。

3.输注过程中需安置合适体位,将床头抬高 30°～45°,防止反流误吸。

4.经鼻置管者,每日清洁鼻腔,避免出现鼻腔黏膜压力性损伤,用油膏涂抹鼻腔黏膜保持润滑;经胃造瘘者,保持造瘘口周围皮肤清洁、干燥,防止造瘘口周围皮肤损伤。

5.配置营养液时严格执行无菌操作,清洁容器并消毒。开放输注的营养液室温保存时间不可大于 8 h,4 ℃冰箱保存时间不可大于 24 h。

(二)营养支持评估与监测

1.评估患者营养状态改善情况,监测白蛋白、前蛋白、转铁蛋白等营养指标。

2.评估患者每日出入量,准确记录肠内营养的种类、浓度和量。

3.评估患者的胃残留量。输注营养液前及连续输注过程中(每 4 h)进行评估,若 24 h 胃残留量＞500 mL,建议停用肠内营养。

4.评估患者胃肠道耐受性。观察患者的肠鸣音,排便次数、量及性状,有无恶心、呕吐、腹泻及反流等,必要时降低营养液供给速度,使用恒温器保持营养液温度在 38～40 ℃,或调整供给途径和方式。

5.评估患者有无误吸发生。观察患者有无痉挛性咳嗽、气急、呼吸困难,痰液中有无食物成分。误吸高风险患者使用幽门后营养供给途径进行喂养,同时应降低营养输注速度,条件允许时可以使用促胃肠动力药。

6.评估患者血糖水平。遵医嘱监测患者血糖,观察患者有无高血糖或低血糖的发生。

(三)并发症的护理

肠内营养并发症主要分为感染性并发症、机械性并发症、胃肠道并发症和代谢性并发症。

1.感染性并发症。以吸入性肺炎最常见,是肠内营养最严重和致命的并发症。一旦发生误吸,应立即停止肠内营养,促进患者气道内的液体与食物微粒排出,必要时通过纤维支气管镜吸出。遵医嘱应用肾上腺皮质激素抗肺水肿,应用抗生素抗感染。

2.机械性并发症。

(1)黏膜损伤:营养管置管操作或置管后对局部组织的压迫可引起黏膜水肿、糜烂或坏死。因此,应选择直径适宜、质地软而有韧性的营养管,熟练掌握操作技术,置管动作轻柔。

(2)营养管堵塞:最常见的原因是膳食残渣或粉碎不全的药片粘附于管腔壁,或药物与膳食不相容形成沉淀附着于管壁。发生堵塞后用温开水低压冲洗,必要时借助导丝疏通管腔。

(3)营养管脱出:营养管固定不牢、暴力牵拉、患者躁动不安和严重呕吐等均可导致营养管脱出。因此,置管后应妥善固定导管,加强观察与护理,严防导管脱出。一旦营养管脱出,应及时重新置管。

3.胃肠道并发症。

(1)恶心、呕吐与腹胀:接受肠内营养的患者有10%～20%可发生恶心、呕吐与腹胀,主要见于营养液输注速度过快、乳糖不耐受、膳食口味不耐受及膳食中脂肪含量过多等。一旦发生上述症状,应减慢输注速度,加入调味剂或更改膳食品种等。

(2)腹泻:腹泻是肠内营养最常见的并发症,多见于:①低蛋白血症和营养不良时小肠吸收力下降;②乳糖酶缺乏者应用含乳糖的肠内营养膳食;③肠腔内脂肪酶缺乏,脂肪吸收障碍;④应用高渗性膳食;⑤营养液温度过低及输注速度过快;⑥同时应用某些治疗性药物。一旦发生腹泻,首先查明原因,针对原因进行处置。重型、危重型新冠肺炎患者使用肠道微生态调节剂时,水温不宜超过 40 ℃。伴有低蛋白血症者,遵医嘱输注白蛋白或血浆等,以减轻肠黏膜组织水肿导致的腹泻。

4.代谢性并发症。最常见的代谢性并发症是高血糖和低血糖。发现患者血糖异常时,应及时报告医生处理。在对患者停止肠内营养时应逐渐进行,避免突然停止。

第二节　肠内营养泵操作规程

肠内营养泵是指可供鼻饲或管饲用的营养型输液泵,可通过营养管路输入水、营养液和自制的一定浓度的流质,具有自动输液、排空报警和快速排气等功能。

一、目的

1.帮助患者尽快恢复胃肠道功能。

2.为患者准确、均匀地输注肠内营养液,减少胃肠道不良反应。

二、操作前准备

1.护士准备。遵循三级防护,携带必要的评估用物。

2.患者评估与患者准备。

(1)评估患者意识、病情、生命体征、肠道及营养状况,有无肌肉疼痛、乏力、咳嗽、咳痰、胸闷、气促、腹泻等症状。

(2)评估患者心理状态、合作程度及患者需求。

(3)评估患者肠内营养的肠内营养管路种类及情况。

(4)了解肠内营养的目的、方法、注意事项及配合要点。

(5)协助患者取合适体位,戴一层医用外科口罩。

3.环境准备。无交叉感染的环境因素,落实安全保护措施,安静整洁,光线充足,温湿度适宜,有合适电源。

4.用物准备。标配治疗车、完好备用的肠内营养泵1台、肠内营养液、营养泵管、"肠内营养"标识、一次性50 mL注射器、温开水、治疗盘、碘伏、棉签、手电筒、弯盘、治疗巾、听诊器等。

三、操作程序

1. 携用物至患者床旁,核对患者信息,向患者解释并取得配合。

2. 按照无菌操作技术原则在治疗室正确配制营养液,消毒营养液容器瓶口,插专用营养泵管。

3. 铺治疗巾于颌下或枕边,置弯盘于颌下。

4. 查看营养管刻度、口腔内有无盘曲,判断通畅度。打开末端管盖,消毒端口,连接注射器,抽吸内容物,观察并记录其颜色、性状、量、气味等;以脉冲式手法注入 30 mL 温开水。

5. 按输液法排气,滴管液面不超过 1/3 体积。将肠内营养管正确放置于营养泵槽内。

6. 连接专用泵管与营养管,根据医嘱设置输注总量、速度和加热温度。

7. 启动营养泵,悬挂"肠内营养"标识。

8. 再次核对患者信息,交代注意事项。

9. 营养液输注完毕,按停止键,冲洗营养管。

10. 再次消毒营养管末端,盖上管盖,妥善固定。

11. 关机,打开泵门,取下营养泵管,关闭电源。

12. 整理床单位,协助患者取舒适卧位,交代注意事项。

13. 遵循新冠肺炎患者用物处置相关要求处置用物,洗手,记录。

四、重点与难点

1. 严格执行查对制度。

2. 鼻饲前确认营养管位置,并检查胃潴留量。

3. 正确评估患者病情,合理设置泵注速度。

4. 正确识别与处理报警,如阻塞报警、空气报警等。

五、观察及注意事项

1. 实施肠内营养前应确认营养管位置,最常用的方法是胃部听诊法,金标准是腹部 X 线检查。

2. 根据患者病情及胃肠道耐受情况,正确设置输注量及输注速度。

3. 管饲喂养期间将床头抬高 30～45°,避免发生误吸。

4. 营养泵使用中密切观察患者病情及营养液输入情况,每 4 h 检查营养管深度并冲洗管路,给药前后冲洗管路。

5. 营养泵应独立放置,悬挂警示牌,粘贴管路标识。

6. 避免管路打折、受压,保持营养管路通畅。

第三节 肠外营养监测与护理

对于重型、危重型新冠肺炎患者,由于存在发热、机械通气、多器官功能衰竭等,需要提供个体化的营养支持。对于严重胃肠功能障碍患者,由于手术或解剖问题胃肠道禁止使用的患者,存在尚未控制的腹部情况的患者(如腹腔感染、肠梗阻及肠瘘等),肠内营养实施后未达到目标营养需求的重症患者,需尽早实施肠外营养。肠外营养是经静脉途径提供营养素的营养支持方式。所有营养素完全经肠外获得的营养支持方式称为全肠外营养(total parenteral nutrition,TPN)。常见的肠外营养制剂包括葡萄糖、脂肪乳剂、复方氨基酸、电解质、维生素和微量元素。

一、肠外营养输注途径

1. 经周围静脉肠外营养支持,适用于肠外营养时间＜2 周、部分补充营养素的患者。

2. 经中心静脉肠外营养支持,包括经锁骨下静脉或颈内静脉穿刺置管入上腔静脉途径,以及经外周置入中心静脉导管途径;适用于肠外营养时间大于 10 天、营养素需要量较多及营养液的渗透压较高(超过 900 mOsm/L)的患者。

二、肠外营养输注方式

1. 全营养混合液输注。将各营养素配制于 3 L 塑料袋中,又称全合一营养液。这种方法热氮比例平衡,多种营养素同时进入体内,可增强节氮效果。

2. 单瓶输注。不具备全营养混合液输注条件时,可采用单瓶输注。

三、肠外营养监测与护理

(一)常规护理

1. 妥善固定输注导管,做好患者导管相关健康教育,翻身、活动前先保护导管,对烦躁、不配合患者予适当镇静和约束,防止导管滑脱。

2. 正确冲管和封管,保持导管通畅。

3. 做好导管穿刺部位护理,避免感染等并发症发生。

4. 按照规范要求配制和输注营养液,严格遵守无菌操作原则。

5. 使用专用静脉通道输注营养液,避免与给药等通道混用,合理调节输注速度。

6. 每日更换输注装置,营养液在 24 h 内输完。

(二)营养支持评估与监测

1. 评估患者营养状态改善情况,监测白蛋白、前蛋白、转铁蛋白等营养指标。

2. 评估患者每日出入量,记录肠外营养的种类、浓度和量。

3. 严密观察输注导管穿刺部位情况,评估有无红、肿、热、痛和分泌物。

4. 严密监测体温,评估体温升高是否与静脉营养导管留置有关。

5. 监测患者血脂、肝功能等变化,及时发现高脂血症、肝功能异常等。

6.观察患者有无高血糖或低血糖表现,将患者血糖控制在 7.8~10.0 mmol/L。

7.观察患者消化吸收功能,及时发现有无肠黏膜萎缩和屏障功能障碍。

（三）并发症的护理

1.机械性并发症。

(1)置管相关并发症:包括气胸、血胸、皮下气肿、血管与神经损伤等。操作者应熟练掌握操作技术流程与规范,操作过程中注意动作轻柔。

(2)导管堵塞:是肠外营养最常见的并发症之一,应加强巡视,及时调整;根据病情和出凝血状况,使用生理盐水或肝素溶液进行正压封管。

(3)空气栓塞:置管时患者取头低位,清醒患者嘱其屏气;输液过程中应加强巡视,建议使用输液泵进行输液;拔管速度不宜过快,拔管后密切观察患者的反应。

2.感染性并发症。①选择合适的置管途径,置管时优选锁骨下静脉,尽可能不选择股静脉,以避免增加革兰阴性杆菌与真菌感染的机会;②置管过程中严格执行无菌操作;③做好导管穿刺部位皮肤的护理;④当患者胃肠功能恢复时,应尽早开始肠内营养,预防肠源性感染。

3.代谢性并发症。严密监测电解质、血糖及尿糖的变化,及早发现代谢紊乱,及时处理。

第四节　血糖管理

根据有关新冠肺炎病例的报道,有 12%~20%患者合并糖尿病,提示糖尿病患者极有可能是新冠肺炎更易感染人群。同时研究发现,新型冠状病毒能有效地利用血管紧张素转化酶 2 进入细胞从而感染人类,加重糖尿病,加剧病情进展。糖尿病患者的感染率和病重率均高于非糖尿病患者。但针对新型冠状病毒感染合并糖尿病患者的血糖管理,尚未有充足的循证医学证据,本节是在参考中华医学会糖尿病学分会对糖尿病患者合并新冠肺炎管理建议的基础上,结合临床经验进行编写的。

一、高血糖管理

院内高血糖是指任意时间血糖水平大于 7.8 mmol/L。造成院内高血糖的原因既可以是已知的或未诊断的糖尿病,也可以是急危重症所致的应激性高血糖。

(一)病因与发病机制

1.患者体质。胰岛素抵抗和 β 细胞功能缺陷,胰岛 α 细胞功能异常和肠促胰腺素分泌缺陷,外周组织对糖的利用障碍等。

2.疾病因素。下丘脑-垂体-肾上腺轴激活,新冠肺炎等。

3.医源性因素。①肠内营养;②肠外营养;③外源性糖皮质激素;④升压药等。

(二)对机体的影响

1.对免疫系统的影响。使白细胞吞噬功能降低,造成免疫功能下降,使患者感染风险明显增高。

2.对心血管系统的影响。使冠状动脉血供减少,引发心血管系统疾病。

3.对神经系统的影响。使神经细胞内的糖醇出现堆积,造成神经细胞营养不良和障碍性改变,从而引发末梢神经炎等神经系统疾病。

4.对内环境的影响。细胞外液处于高渗状态,导致渗透性利尿,出现细胞内脱水;血糖是乳酸的基质,高血糖导致乳酸生成增多,从而加重组织缺氧和酸中毒。

(三)高血糖管理措施

1.对高血糖实施目标分层管理。

(1)严格控制:空腹血糖(FBG)或餐前血糖(PMBG)为 4.4～7 mmol/L;餐后 2 h 血糖(2 hPBG)或不能进食时任意时点血糖水平为 6～8 mmol/L。

(2)一般控制:FBG 或 PMBG 为 7～8 mmol/L;2 hPBG 或不能进食时任意时点血糖水平为 8～10 mmol/L。

(3)宽松控制:FBG 或 PMBG 为 8～10 mmol/L;2 hPBG 或不能进食时任意时点血糖水平为 8～12 mmol/L,特殊情况下可放宽至 13.9 mmol/L。

2.对新型冠状病毒感染合并糖尿病患者,无合并症时建议选择一般控制。有多种合并症或高龄等急危重症患者的血糖管理宜选择宽松目标,推荐采用持续静脉胰岛素输注,根据血糖波动情况随时调整胰岛素剂量。

3.正确使用胰岛素。

(1)胰岛素的保存。未开封的胰岛素置于 4～8 ℃冰箱内保存。对于用于皮下注射的使用中的胰岛素,室温下存放的最长期限是 28 天。

(2)现配现用。在室温 10 ℃情况下,在 0.9%氯化钠注射液中其稳定性可维持 6 h,而在 5%葡萄糖注射液中只能维持 2 h,否则达不到治疗效果。

(3)胰岛素配置的剂型、浓度、剂量等准确。

(4)严格遵医嘱使用胰岛素,按时监测血糖,有病情变化时,应及时汇报医生。

(5)监测患者血钾变化,避免低血钾的发生。

4.正确监测血糖。

(1)开始使用胰岛素时,每小时监测一次,若连续3～4次血糖值在目标范围内,则调整为2～4 h 监测一次。

（2）根据血糖水平及每小时血糖下降的速度调整胰岛素用量,胰岛素用量≥4 U/h时,应每小时监测一次;进行肠内或胃肠外营养时,每2 h监测一次。

（3）若血糖水平≤3.9 mmol/L或出现低血糖反应时,暂停胰岛素泵入,并给予静脉推注50%葡萄糖注射液20 mL或进食,以升高血糖,每15 min监测血糖一次,直至低血糖症得到纠正。

（4）当患者出现心悸、出汗、饥饿感及其他原因不能解释的病情变化时,要临时监测血糖,以排除低血糖的发生。

二、低血糖管理

低血糖是指血糖水平低于正常的一种临床现象。成年人空腹血糖浓度低于 2.8 mmol/L 即为低血糖;糖尿病患者血糖浓度低于 3.9 mmol/L 可诊断低血糖;妊娠期糖尿病患者血糖浓度低于 3.3 mmol/L 即属于低血糖范畴。

（一）病因

1. 药物。
（1）胰岛素:胰岛素过量是低血糖的常见原因。
（2）降糖药:磺脲类过量或中毒常引起低血糖,肝、肾损伤的老年糖尿病患者更易发生。
（3）其他药物:血管紧张素转化酶抑制剂、β 受体阻滞药、抗凝药等单独使用或与降糖药合用时,可通过不同机制间接增强降糖药作用,发生低血糖。
2. 疾病。
（1）严重肝脏疾病患者灭活胰岛素功能减低。
（2）肾脏损伤或衰竭时,胰岛素排出能力减低。
（3）内分泌疾病引起胰岛素拮抗激素分泌减少。
（4）胰岛 β 细胞增生或肿瘤患者胰岛素分泌过多。

(5)胰腺外肿瘤如低分化腺瘤等患者,其肿瘤细胞糖酵解速率高,葡萄糖消耗过多,或肿瘤产生胰岛素样生长因子Ⅱ。

(6)胃大部分切除术后低血糖又称反应性低血糖,常发生于进食后2 h左右。

(7)脓毒症患者出现低血糖症,可能为体内毒素引起休克、乳酸酸中毒、肝肾衰竭及糖原异生所致。

(8)自身免疫性疾病使机体产生胰岛素或胰岛素受体抗体,这些抗体具有胰岛素相似生物活性,从而导致低血糖。

3.饮食。未按时进食,进食不及时,进食量少等。

(二)对机体的影响

低血糖对机体的影响以神经系统为主,尤其是脑部及交感神经。

1.引起交感神经兴奋。患者常突发冷汗、心悸、饥饿感、血压升高、手或足颤抖、瞳孔扩大及手指针刺感。

2.引起脑功能障碍。初期表现为精神不集中,思维和语言迟钝,头晕、嗜睡、视物不清、步态不稳,可有幻觉、躁动、易怒、行为怪异等精神症状。皮层下受抑制时可出现躁动不安,甚至强直性惊厥、锥体束征阳性。波及延髓时,患者进入昏迷状态,各种反射消失。如低血糖持续得不到纠正,常不易逆转甚至造成死亡。

(三)低血糖管理措施

1.血糖控制的目标。立即纠正低血糖,寻找引起低血糖的原因,避免再次发生。制定适宜的个体化血糖控制目标并规范监测血糖。此外,对于合并新冠肺炎的糖尿病患者,在血糖管理过程中应减少低血糖的发生。如出现低血糖,应及时处理。

2.急救护理。

(1)轻症者:一旦出现低血糖症状,立即监测血糖。对神志清楚可经口进食者予以含糖食物或饮料、糖果;不能口服者立即静脉注射50%葡萄糖注射液 40～60 mL,每 15 min 监测血糖一次,直至低血糖得到纠正。使用 α-葡萄糖苷酶抑制剂联合降糖的患者发生低血糖时,应使用纯葡萄糖来纠正。

(2)重症者:立即监测血糖,静脉注射 50％葡萄糖注射液 40～60 mL,继而进食。如静脉注射葡萄糖后仍未见效,可重复注射上述剂量直至清醒,继以 5％～10％葡萄糖注射液静脉滴注,维持血糖于正常水平或略高于正常水平。对神志不清者,切忌喂食,以免造成呼吸道窒息。

(3)合并低血糖昏迷者:对于疑似低血糖昏迷患者,应及时监测血糖,甚至无需血糖结果,及时给予 50％葡萄糖 40～60 mL 静脉注射,继以 5％～10％葡萄糖注射液静脉滴注,直至低血糖得到纠正,停用所有降糖药物,并积极促进大脑功能恢复;监测血糖变化,适时重新选择较为安全的降糖策略。

3. 一般护理。

(1)采取适当体位:取头高脚低位,头部抬高 15°～30°,并偏向一侧,注意保暖。

(2)保持呼吸道通畅,持续氧气吸入,氧流量为 2～4 L/min。

(3)对症治疗与护理:当患者出现其他症状时,根据其症状做好相应护理;明确病因,积极对因治疗。

(4)心理护理:安慰患者,积极配合抢救,迅速纠正低血糖,稳定患者情绪。

参考文献

[1]国家卫生健康委办公厅,国家中医药管理局办公室. 关于印发新型冠状病毒肺炎诊疗方案(试行第七版)的通知:国卫办医函〔2020〕184号 [A/OL]. (2020-03-03)[2020-03-20]. http://www. gov. cn/zhengce/zhengceku/2020-03/04/content_5486705. htm.

[2] 中国疾病预防控制中心新型冠状病毒肺炎应急响应机制重点场所防护与消毒技术组. 新型冠状病毒肺炎流行期间方舱医院卫生防护指南[J/OL]. 中华预防医学杂志,2020,54(2):E006-E006 [2020-03-20]. http://www. pubhealth. org. cn/doc/file/2020/2/0253-9624-54-0006s. pdf. DOI:10. 3760/cma. j. cn112150-20200217-00121.

[3]国家卫生健康委办公厅. 关于印发新冠肺炎重型、危重型患者护理规范的通知:国卫办医函〔2020〕17 号[A/OL]. (2020-02-29)[2020-03-20]. http://www. nhc. gov. cn/yzygj/s7653p/202003/8235a35f35574ea79cdb7c261b1e666e. shtml.

[4] 中华人民共和国国家卫生和计划生育委员会. 经空气传播疾病医院感染与预防控制规范:WS/T 511—2016 [S]. 北京:中国标准出版社,2017.

[5]华中科技大学同济医学院附属同济医院护理部,中国医学科学院北京协和医院护理部,中华护理学会重症护理专业委员会. 重型危重型新型冠状病毒肺炎患者整体护理专家共识 [J]. 中华护理杂志,2020,55(3):481-486.

[6]李舍予,黄文治,廖雪莲,等. 新型冠状病毒感染医院内防控的华西紧急推荐[J]. 中国循证医学杂志,20(2):125-133.

[7]卫生部医院感染控制标准专业委员会. 医院隔离技术规范:WS/

T 311—2009 [S]. 北京:中国标准出版社,2009.

[8]国家卫生健康委办公厅. 关于印发新型冠状病毒感染的肺炎病例转运工作方案(试行)的通知:国卫办医函〔2020〕76 号［A/OL］.(2020-01-27)［2020-03-20］. http://www. gov. cn/zhengce/zhengceku/2020-01/29/content_5472894. htm.

[9]卫生部医院感染控制标准专业委员会. 医疗机构消毒技术规范:WS/T 367—2012 [S]. 北京:中国标准出版社,2012.

[10]国家卫生健康委办公厅. 关于做好新型冠状病毒感染的肺炎疫情期间医疗机构医疗废物管理工作的通知:国卫办医函〔2020〕81 号［A/OL］. （2020-01-28）［2020-03-20］. http://www. nhc. gov. cn/yzygj/s7659/202001/6b7bc23a44624ab2846b127d146be758. shtml.

[11]中华医学会呼吸病学分会呼吸治疗学组. 新型冠状病毒感染重型及危重型患者呼吸治疗相关操作防护措施专家共识[J/OL]. 中华结核和呼吸杂志,2020,17 [2020-03-20]. http://rs. yiigle. com/yufabiao/1182334. htm. DOI:10. 3760/cma. j. issn. 1001-0939. 2020. 0020.

[12]国家卫生健康委办公厅,民政部办公厅,公安部办公厅. 关于印发新型冠状病毒感染的肺炎患者遗体处置工作指引(试行)的通知:国卫办医函〔2020〕89 号［A/OL］. (2020-02-01)［2020-03-20］. http://www. nhc. gov. cn/yzygj/s7659/202002/163c26a24057489dbf64dba359c59a5f. shtml.

[13]葛慧青,代冰,徐培峰,等. 新型冠状病毒肺炎患者呼吸机使用感控管理专家共识[J/OL]. 中国呼吸与危重监护杂志,2020,19(2):1-4[2020-03-20]. http://www. cjrccm. com/fileHXYY/PIC/zghxywzjhzz/newcreate/zghxywzjhzz-19-2-gehuiqing_online. pdf. DOI:10. 7507/1671-6205. 202002021.

[14]国家卫生健康委办公厅. 关于印发新型冠状病毒感染的肺炎防控中常见医用防护用品使用范围指引(试行)的通知:国卫办医函〔2020〕75 号［A/OL］. （2020-1-26）［2020-03-20］. http://www. nhc. gov. cn/yzygj/s7659/202001/e71c5de925a64eafbe1ce790debab5c6. shtml.

[15]倪忠,秦浩,李洁,等. 新型冠状病毒肺炎患者经鼻高流量氧疗使用管理专家共识[J/OL]. 中国呼吸与危重监护杂志,2020,19(2):1-7[2020-03-20]. http://www. cjrccm. com/fileHXYY/PIC/zghxywzjhzz/newcreate/zghxywzjhzz-19-2-nizhong01_online. pdf. DOI:10. 7507/1671-6205. 202002031.

[16]许艳,冯波,姚媛媛,等. 改良式俯卧位降低俯卧位通气患者压力性损伤发生率的临床研究[J]. 中国实用护理杂志,2019,35(9):663-667.

[17]龙村,侯晓彤,赵举. ECMO体外膜肺氧合[M]. 2版. 北京:人民卫生出版社,2016.

[18]孙瑞祥. 1例ECMO联合俯卧位通气治疗H7N9型病毒感染并发ARDS病人的护理[J]. 护理研究,2019,33(7):1253-1256.

[19]张波,桂莉. 急危重症护理学[M]. 4版. 北京:人民卫生出版社,2017.

[20]金静芬,刘颖青. 急诊专科护理[M]. 北京:人民卫生出版社,2018.

[21]李小寒,尚少梅. 基础护理学[M]. 6版. 北京:人民卫生出版社,2017.

[22]蒲萍,关甜晶,赵红,等. 经口气管插管患者负压吸引式牙刷口腔护理效果的Meta分析[J]. 护理学杂志,2019,34(10):64-67.

[23]鲁梅珊,余昆容,李洪娜,等. 密闭式吸痰装置更换频率对呼吸机相关性肺炎影响的Meta分析[J]. 中华护理杂志,2018,53(9):1122-1126.

[24]吴伟,王沪旭,杨磊,等. 脑电双频指数监测在重型颅脑损伤镇静中的临床应用[J]. 中国急救医学,2016,36(z2):132-133.

[25]中国心脏重症镇静镇痛专家委员会. 中国心脏重症镇静镇痛专家共识[J]. 中华医学杂志,2017,97(10):726-734.

[26]中华医学会呼吸病学分会呼吸危重症医学学组,中国医师协会

呼吸医师分会危重症医学工作委员会. 成人重症新型冠状病毒肺炎患者气道管理推荐意见(试行)[J/OL]. 中华医学杂志,2020,100(0):E004-E004 [2020-03-20]. http://rs. yiigle. com/yufabiao/1180143. htm. DOI：10. 3760/cma. j. issn. 0376-2491. 2020. 0004.

[27]国家卫生健康委办公厅. 国家卫生健康委办公厅关于印发消毒剂使用指南的通知:国卫办监督函〔2020〕147 号[A/OL]. (2020-02-19）[2020-03-20]. http://www. nhc. gov. cn/zhjcj/s9141/202002/b9891e8c86d141a08ec45c6a18e21dc2. shtml.

[28]中华疾病预防控制中心新型冠状病毒肺炎应急响应机制重点场所防护与消毒技术组. 新型冠状病毒医疗机构污水和污物消毒技术指南[J/OL]. 中华预防医学杂志,2020,54(2):E014-E014 [2020-03-20]. http://www. pubhealth. org. cn/cn/wxshow6399. html. DOI:10. 3760/cma. j. cn112150-20200217-00125.

[29]中国研究型医院学会危重医学专业委员会,中国研究型医院学会危重医学专委会青年委员会. 重型和危重型新型冠状病毒肺炎诊断和治疗专家共识[J/OL]. 中华危重病急救医学,2020,32(02):129-134 [2020-03-20]. http://rs. yiigle. com/yufabiao/1182606. htm. DOI：10. 3760/cma. j. cn121430-20200218-00001.

[30]中华医学会呼吸病学分会呼吸危重症医学学组,中国医师协会呼吸医师分会危重症医学工作委员会. 成人重症新冠肺炎患者气道管理推荐意见(试行)[J/OL]. 中华医学杂志,2020,100(00):E004 [2020-03-20]. http://rs. yiigle. com/yufabiao/1180143. htm. DOI：10. 3760/cma. j. issn. 0376-2491. 2020. 0004.

[31]中华医学会检验医学分会. 新型冠状病毒肺炎病毒核酸检测专家共识[J/OL]. 中华医学杂志,2020,100(01):E003-E003 [2020-03-20]. http://rs. yiigle. com/yufabiao/1180140. htm. DOI：10. 3760/cma. j. issn. 0376-2491. 2020. 0003.

[32]潜艳,曾铁英,汪晖,等. 疑似新型冠状病毒肺炎感染患者鼻咽

拭子标本采集的安全管理[J]. 中华护理杂志,2020,55(3):359-361.

[33]中华人民共和国生态环境部. 新型冠状病毒感染的肺炎疫情医疗废物应急处置管理与技术指南(试行)[A/OL]. (2020-1-29)[2020-03-20]. http://www. mee. gov. cn/ywdt/xwfb/202001/t20200129_761043. shtml.

[34]张凤,何海燕,曹国强,等. 新型冠状病毒肺炎住院患者言行特点分析与护理对策[J]. 解放军护理杂志;37(2):16-17.

[35]中华人民共和国国家卫生和计划生育委员会. 医院医用织物洗涤消毒技术规范:WS/T 508—2016 [S]. 北京:中国标准出版社,2017.

[36]中华人民共和国国家卫生和计划生育委员会. 医疗机构环境表面清洁与消毒管理规范:WS/T 512—2016 [S]. 北京:中国标准出版社,2017.

[37]卫生部医院感染控制标准专业委员会. 医院空气净化管理规范:WS/T 368—2012[S]. 北京:中国标准出版社,2012.

[38]中华人民共和国卫生部. 医院消毒卫生标准:GB 15982—2012 [S]. 北京:中国标准出版社,2012.

[39]陈佳丽,宁宁,蒋艳,等. 新型冠状病毒疫情下医护人员器械相关压力性损伤防护华西紧急推荐[J]. 中国修复重建外科杂志,2020,34(3):1-6.

[40]魏秋华,任哲. 2019新型冠状病毒感染的肺炎疫源地消毒措施[J]. 中国消毒学杂志,2020,37(1):59-62.

[41]国家卫生健康委办公厅. 关于印发新型冠状病毒感染的肺炎防控中常见医用防护用品使用范围指引(试行)的通知:国卫办医函〔2020〕106号 [A/OL]. (2020-1-26)[2020-03-20]. http://www. gov. cn/zhengce/zhengceku/2020-02/05/content_5474688. htm.